早诊断 早治疗

护肺健康
畅享呼吸

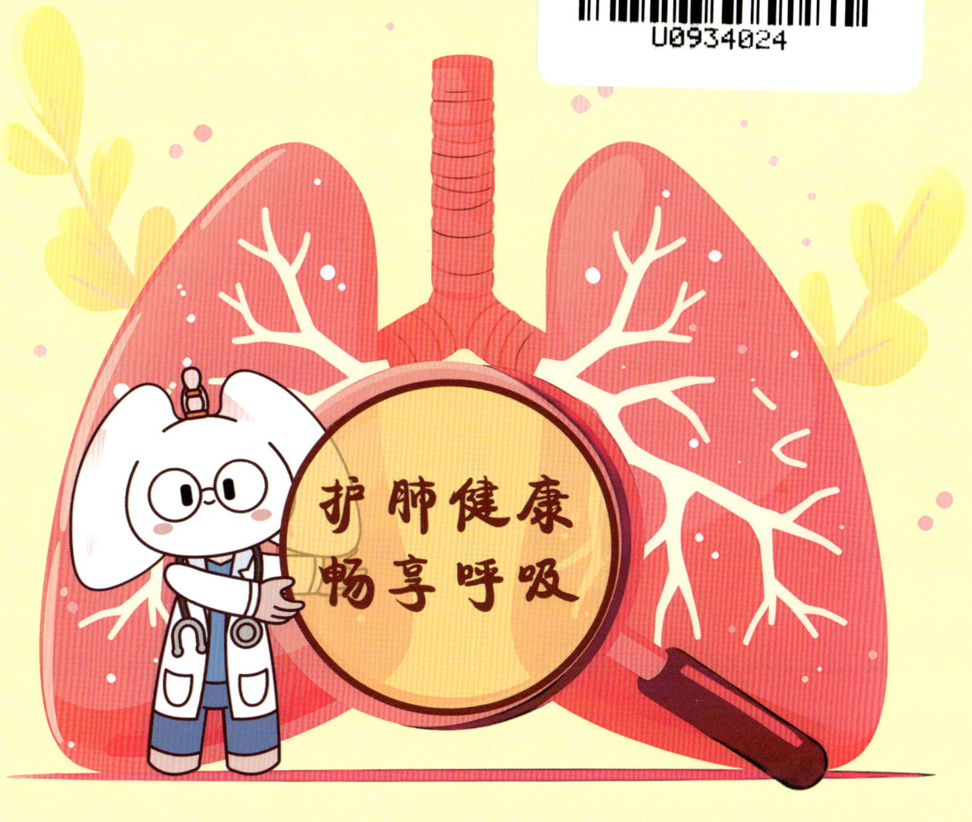

序 言

呼吸健康不仅是医学课题，更是关乎全民福祉、国家未来的重大命题。在看似寻常的一呼一吸间，慢性阻塞性肺疾病、哮喘、恶性肺结节等呼吸系统疾病犹如“隐形杀手”，正悄然侵蚀着亿万人的健康。我国慢性阻塞性肺疾病患者近 1 亿，知晓率却不足 10%；4 500 万哮喘患者反复经历“气道迷宫”的窒息之困；肺结节的性质如悬顶之剑，令无数人深陷焦虑与迷茫；流行性感冒、肺结核等呼吸道传染病更是时刻考验着公共卫生防线。面对这样的健康挑战，国家高瞻远瞩地提出《健康中国行动（2019—2030 年）》战略规划，将慢性呼吸系统疾病防治行动上升为国家行动，推动“以治病为中心”向“以人民健康为中心”的转变。

医学的困境，往往始于认知的鸿沟，深奥的医学原理可以用两种方式来传递：一种是实验室中的反复实践，另一种是老百姓看得懂的生存智慧。健康科普作为架设在科研、临床与公众之间的桥梁，对助力健康中国建设，实现人民群众对美好生活的向往具有重要意义和独特作用。为此，我的团队精心打造“南山科普漫画”，用画笔拆解知识、用图画绘制发病原理、用故事解读疾病，将呼吸健康知识转化为一幅幅可视化的生命图景。希望通过高质量的原创科普作品普及呼吸系统疾病的防治知识，将“科学、及时，权威、有效，精准、立体”的科普思想深植于社会，推动“早筛、早诊、早治”的健康理念深入人心，让科学之光照亮全民健康之路。

呼吸系统疾病可能由多种原因引起，主要包括感染、吸烟、空气污染、变态反应以及基础疾病，特别是对于还处在生长发育期的青少年，长期身

南山科普漫画

漫话慢性阻塞性肺疾病

护肺健康 畅享呼吸

顾　　问　钟南山

主　　编　郑劲平　陈荣昌　钟惟月

副 主 编　汪会盛　高　怡　李　允　覃筱楚

编　　委（按姓氏笔画排序）

马常钧　王　峰　阮碧波　孙司宸　严小波　李　允
李时悦　肖嘉良　汪会盛　张冬莹　陈荣昌　周玉民
郑则广　郑劲平　赵沁元　胡杰英　钟惟月　贾　静
高　怡　梁　莹　梁金金　覃筱楚　曾丽芳　黎　明
魏　理

组织编写

广州实验室
国家呼吸医学中心
广州医科大学附属第一医院国家呼吸系统疾病临床医学研究中心
广东省呼吸与健康学会
钟南山科普工作室

人民卫生出版社
·北　京·

图书在版编目（CIP）数据

护肺健康 畅享呼吸：漫话慢性阻塞性肺疾病 / 郑劲平，陈荣昌，钟惟月主编. -- 北京 ：人民卫生出版社，2025. 5. -- ISBN 978-7-117-38009-6

Ⅰ. R563.9-49

中国国家版本馆 CIP 数据核字第 20258C3T99 号

护肺健康 畅享呼吸：漫话慢性阻塞性肺疾病
Hufei Jiankang Changxiang Huxi：
Manhua Manxing Zusexing Feijibing

主 编：郑劲平 陈荣昌 钟惟月
出版发行：人民卫生出版社（中继线 010-59780011）
地 址：北京市朝阳区潘家园南里 19 号
邮 编：100021
E - mail：pmph @ pmph.com
购书热线：010-59787592 010-59787584 010-65264830
印 刷：北京顶佳世纪印刷有限公司
经 销：新华书店
开 本：889 × 1194 1/32 印张：3.5
字 数：81 千字
版 次：2025 年 5 月第 1 版
印 次：2025 年 5 月第 1 次印刷
标准书号：ISBN 978-7-117-38009-6
定 价：49.00 元
打击盗版举报电话：010-59787491 E-mail：WQ @ pmph.com
质量问题联系电话：010-59787234 E-mail：zhiliang @ pmph.com
数字融合服务电话：4001118166 E-mail：zengzhi @ pmph.com

处空气污染的环境以及养成吸烟等不良习惯，会增加他们罹患呼吸系统疾病的概率，也是导致呼吸系统疾病在他们成年后加剧成慢性阻塞性肺疾病及肺癌的重要危险因素。青少年是国家的未来，也是健康中国的“生力军”。我特别想对你们说：跳跃在书页之间的“悦康兔”，不仅是传递呼吸健康理念的使者，更承载了我们对“健康中国”的殷切期待。我希望通过这一系列图书，点燃你们心中的求知欲，更期待能在你们心中埋下科学精神的火种——愿今日翻阅漫画的少年，明日成为攻克呼吸系统疾病难关的先锋。

丛书以科学的内核浇筑健康的基石，是我们团队对“健康中国”战略的一次创新答卷。我怀着高度的责任感与殷切的期待为丛书撰写序言，愿每位读者都能从书中收获“呼吸健康法宝”。同时，呼吁更多医务工作者、科研工作者加入科普队伍，接过科普的火炬，让科学走进烟火人间，直抵人心。

最后，愿以科学与人文的双重光芒，照亮健康呼吸的坦途。

中国工程院院士

2025 年 3 月

前 言

呼吸，是人类最原始的本能，也是最容易被忽视的珍贵馈赠。从第一声啼哭开始，我们便与空气订下了契约——每一次吸气带来生机，每一次呼气释放疲惫。但在现代社会的雾霾与烟尘中，这份与生俱来的自由正在悄然消逝，以慢性阻塞性肺疾病为代表的慢性呼吸系统疾病已成为全球公共卫生领域的重大挑战。

在我国，这场无声的战役愈发严峻。慢性阻塞性肺疾病，作为我国第三大致死性疾病，拥有近 1 亿患者，在 40 岁以上人群中患病率达 13.7%。令人揪心的是，每 100 人中就有近 14 人患病，但只有不到 10 人意识到它的存在。这个“沉默的杀手”就像是高明的伪装者，以看似普通的咳嗽、咳痰为掩护，在经年累月中蚕食着肺叶功能，直到某天患者发现连穿衣、进食都成为挑战。令人忧虑的是，尽管医学界早已明确吸烟、空气污染、职业粉尘接触是慢性阻塞性肺疾病的主要致病因素，但公众对该病预防和早期干预的认知仍存在巨大缺口，填补这种认知断层，正是我们执笔的初心。

当前，各国对于慢性阻塞性肺疾病负担的认识愈发深刻，努力构建防治的“诺亚方舟”。在我国，国家高度重视以慢性阻塞性肺疾病为代表的慢性呼吸系统疾病防治，《“健康中国 2030”规划纲要》明确提出将慢性呼吸系统疾病防治行动纳入国家战略，《中国防治慢性病中长期规划（2017—2025 年）》将肺功能检查纳入常规体检项目，《关于做好 2024 年基本公共卫生服务工作的通知》亦正式把慢性阻塞性肺疾病患者健康服务纳入国家基本公共卫生服务项目，并配套发布了《慢性阻塞性肺疾病患者健康服务规范（试行）》。

本书不是冰冷的医学教科书，而是一本融合科学知识与人文关怀的“呼吸生存指南”。我们邀请呼吸科临床专家、科研人员、科普工作者共同执笔，致力于破解三大迷思：破除“慢性阻塞性肺疾病 = 绝症”的认知误区，揭示肺功能检查的“密码”；解构“治疗即依赖药物”的刻板观念，揭示规范治疗、营养支持与运动康复的协同作用；消解“晚期才需要干预”的侥幸心理，强调早发现、早诊断、早干预和定期进行肺功能检查的重要性。全书共分十章，从慢性阻塞性肺疾病的发现到康复层层推进，通过“悦康兔”这一公益形象，将慢性阻塞性肺疾病的发现、检查、治疗、合并症管理和康复等专业知识转化为一个个生动的漫画故事，成为照亮患者前路的星火。

作为编者，我们深知医学的局限——慢性阻塞性肺疾病的气道重塑不可逆转，但这绝不意味着我们要向疾病屈服。“确诊不是终点，而是重新学会呼吸的起点”，本书的每个故事、场景都承载着这样的信念：通过科学管理，患者完全能够延缓肺功能下降的速度，实现“带病高质量生存”的愿望。当您翻开这本书时，或许正在经历诊断初期的迷茫，或许已在反复急性加重中失去信心，但请相信，那些看似微小的改变——尽早戒烟、坚持长期规律用药、重视呼吸康复，终将汇聚成重塑生命的力量。

自由呼吸的权利不应被疾病剥夺，愿本书成为您手中的“呼吸健康指南针”，在对抗慢性阻塞性肺疾病的征程中，找到属于自己的方向。此刻，让我们共同开启这段重获呼吸自由的科学之旅。若本书有疏漏之处，恳请大家不吝指正，我们将在后续版本中持续完善。

郑劲平　陈荣昌　钟惟月
2025 年 3 月

身体的每一个变化，
都可能是关于健康的预警！

气喘
咳嗽
呼吸困难
胸闷、心慌

别慌，
我有妙招！

跟我一起开启健康之旅吧！

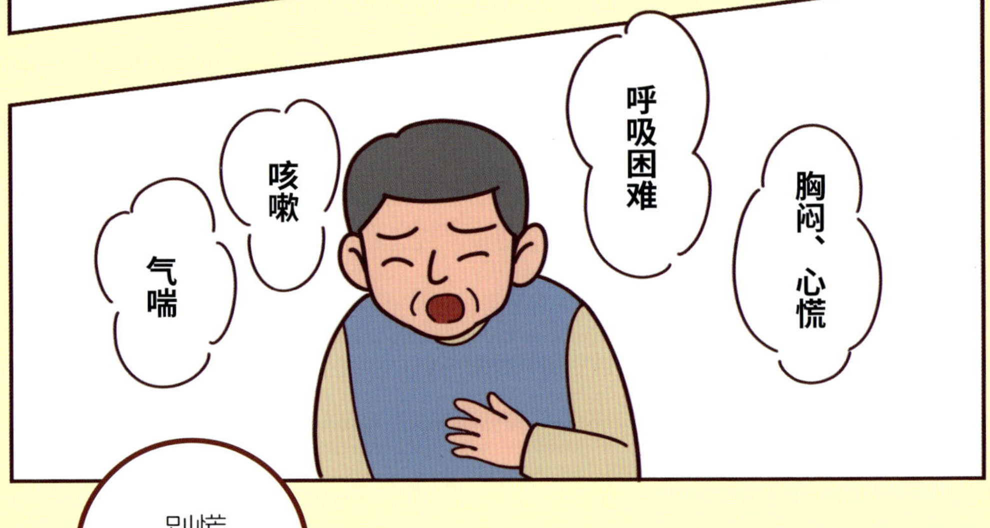

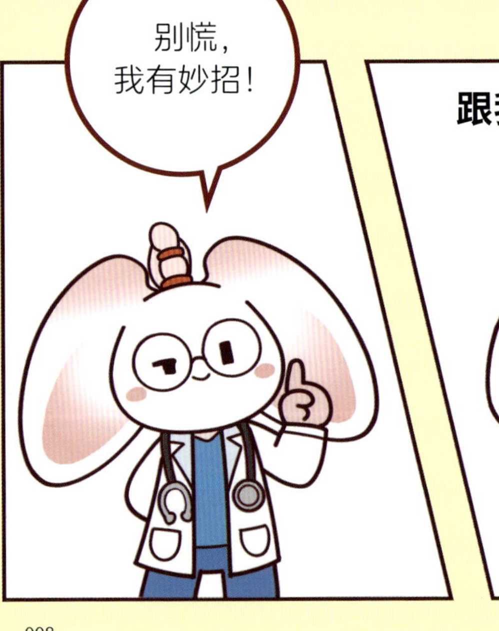

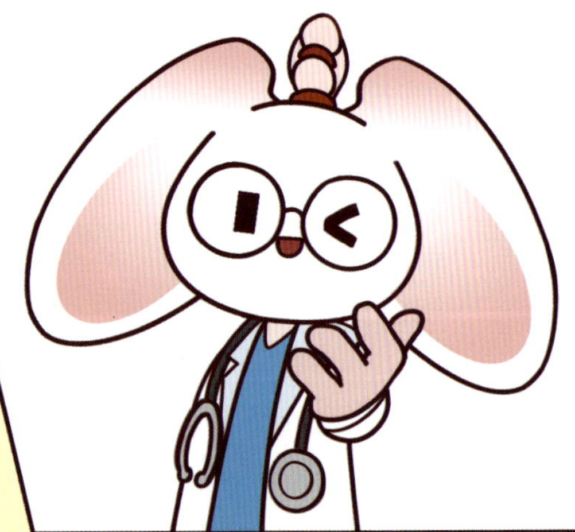

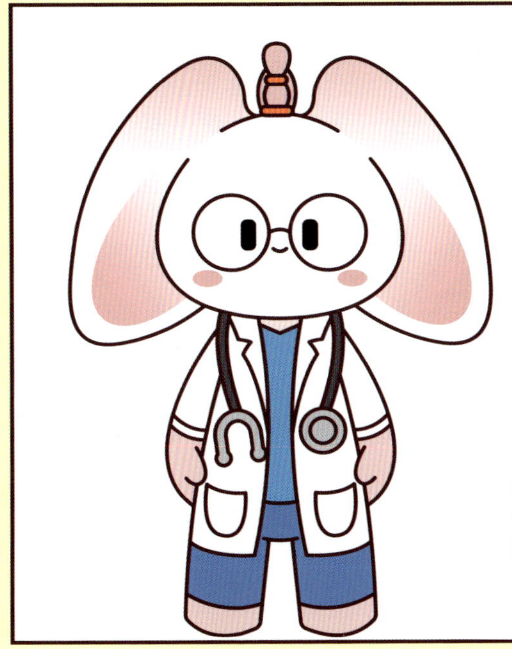

悦康兔

身份：科普小达人。
核心理念：奉献、超越、希望。
使命：传播呼吸健康知识，守护百姓身心健康。

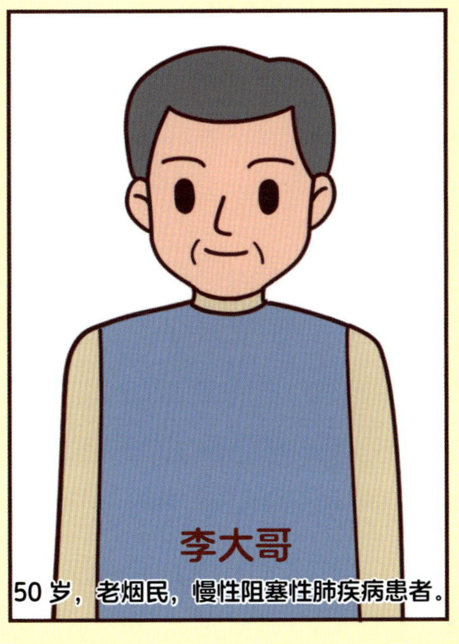

李大哥

50 岁，老烟民，慢性阻塞性肺疾病患者。

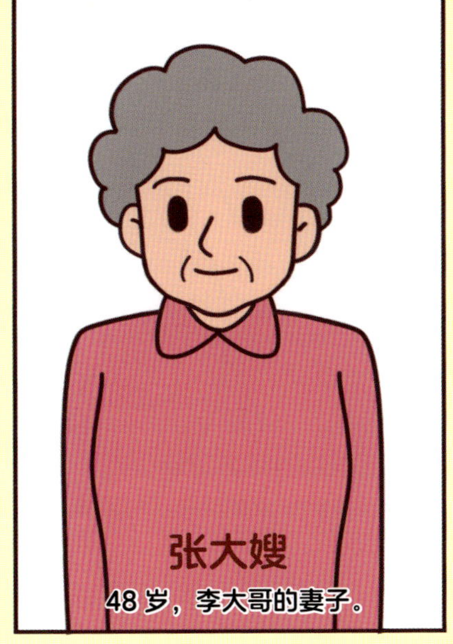

张大嫂

48 岁，李大哥的妻子。

虽然慢性阻塞性肺疾病危害大，但只要做到早诊早治，除了能提高患者的生活质量，还能改善预后（包括延缓疾病进展、降低急性加重住院和死亡风险）。慢性阻塞性肺疾病患者李大哥的亲身经历就是最好的证明……

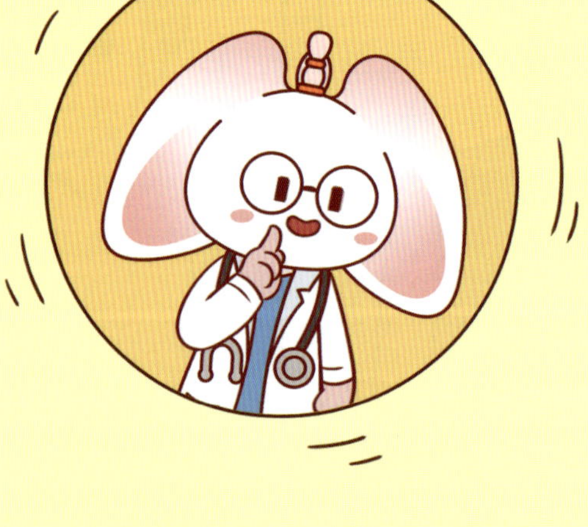

目录

饭后一支烟 不一定快活似神仙

作为一名有 20 年烟龄的老烟民，李大哥一直奉行一个人生信条——吸烟不是万能的，但不吸烟是万万不能的！他每天都要抽出时间来独享一段“烟民时光”。然而，没想到，一场久未治愈的咳嗽彻底改变了他的生活……

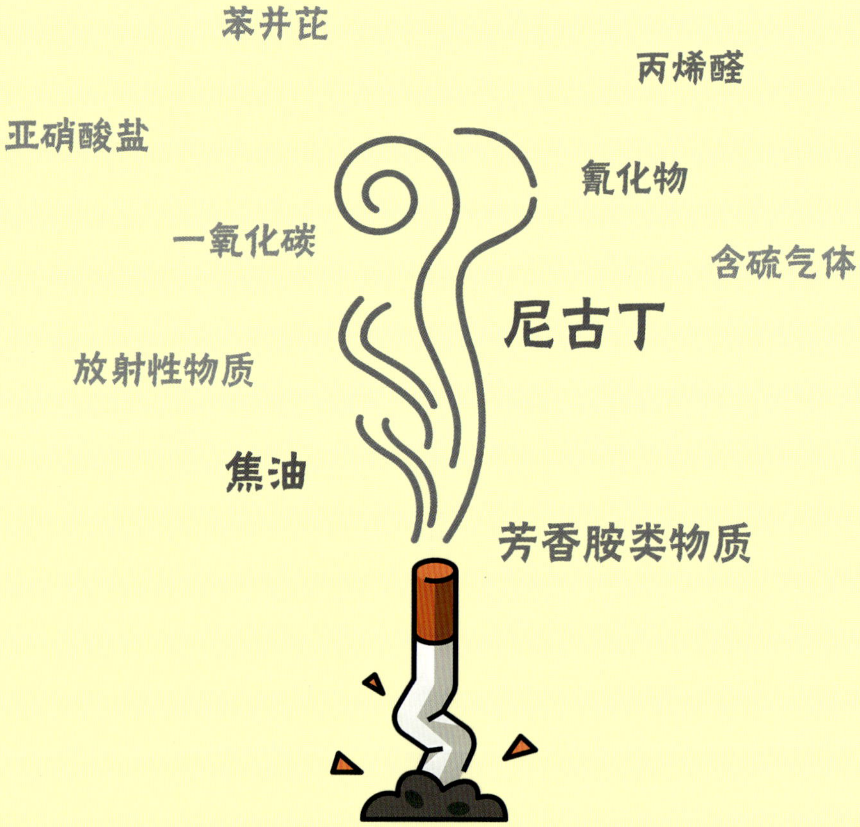

苯并芘
丙烯醛
亚硝酸盐
氰化物
一氧化碳
含硫气体
尼古丁
放射性物质
焦油
芳香胺类物质

烟草燃烧释放有毒物质

第一章

一个健康的肺，是如何沉默“致死”的

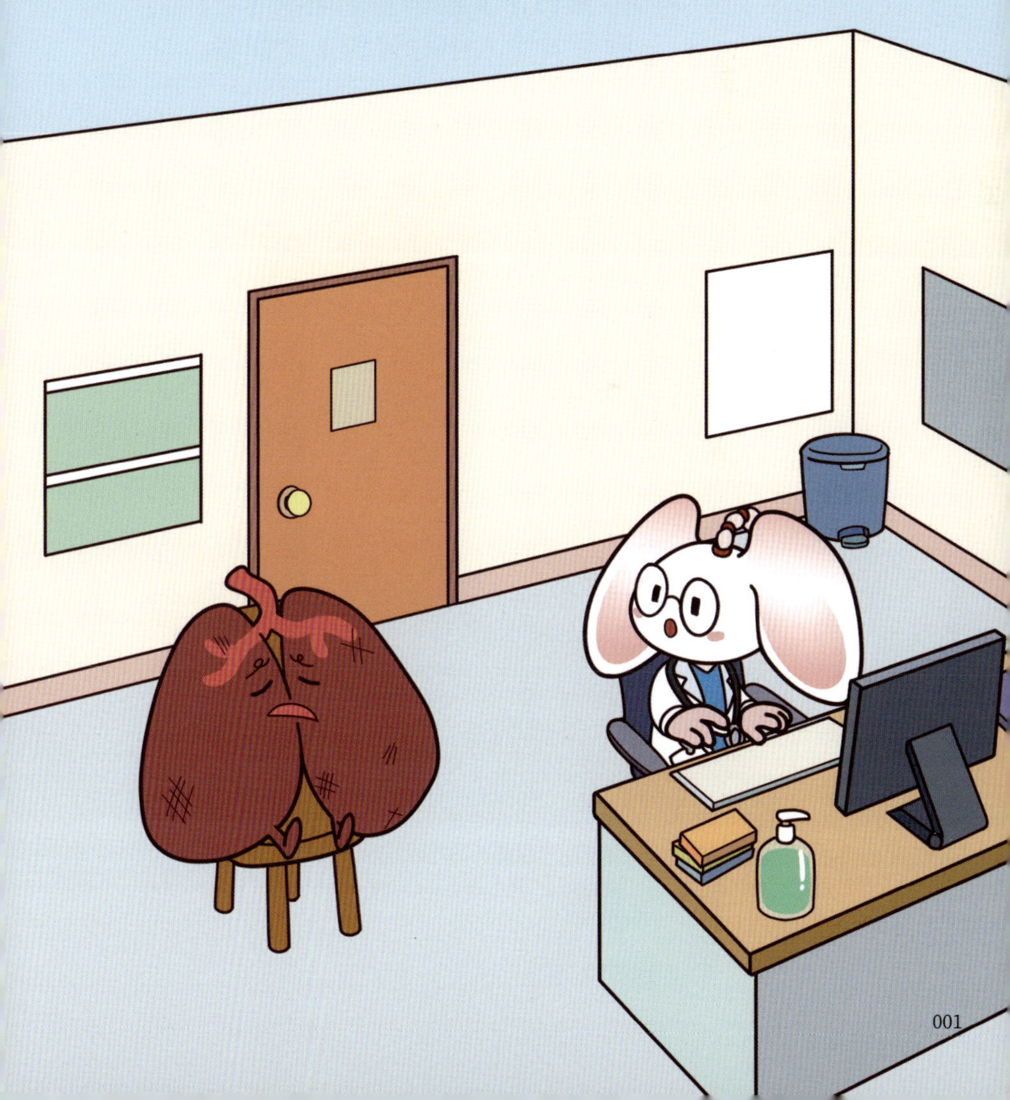

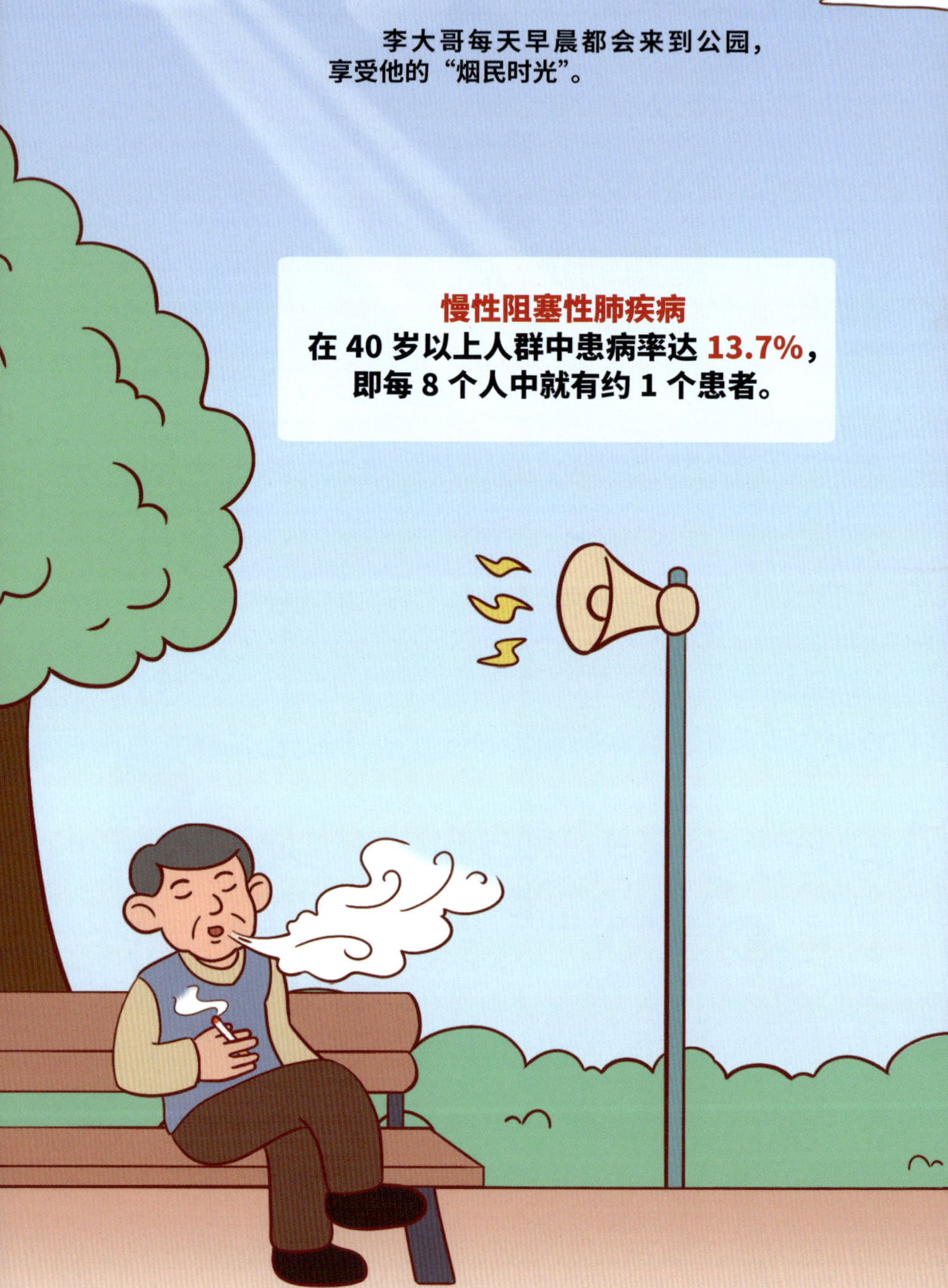
李大哥每天早晨都会来到公园，
享受他的“烟民时光”。
慢性阻塞性肺疾病
在 40 岁以上人群中患病率达 13.7%，
即每 8 个人中就有约 1 个患者。

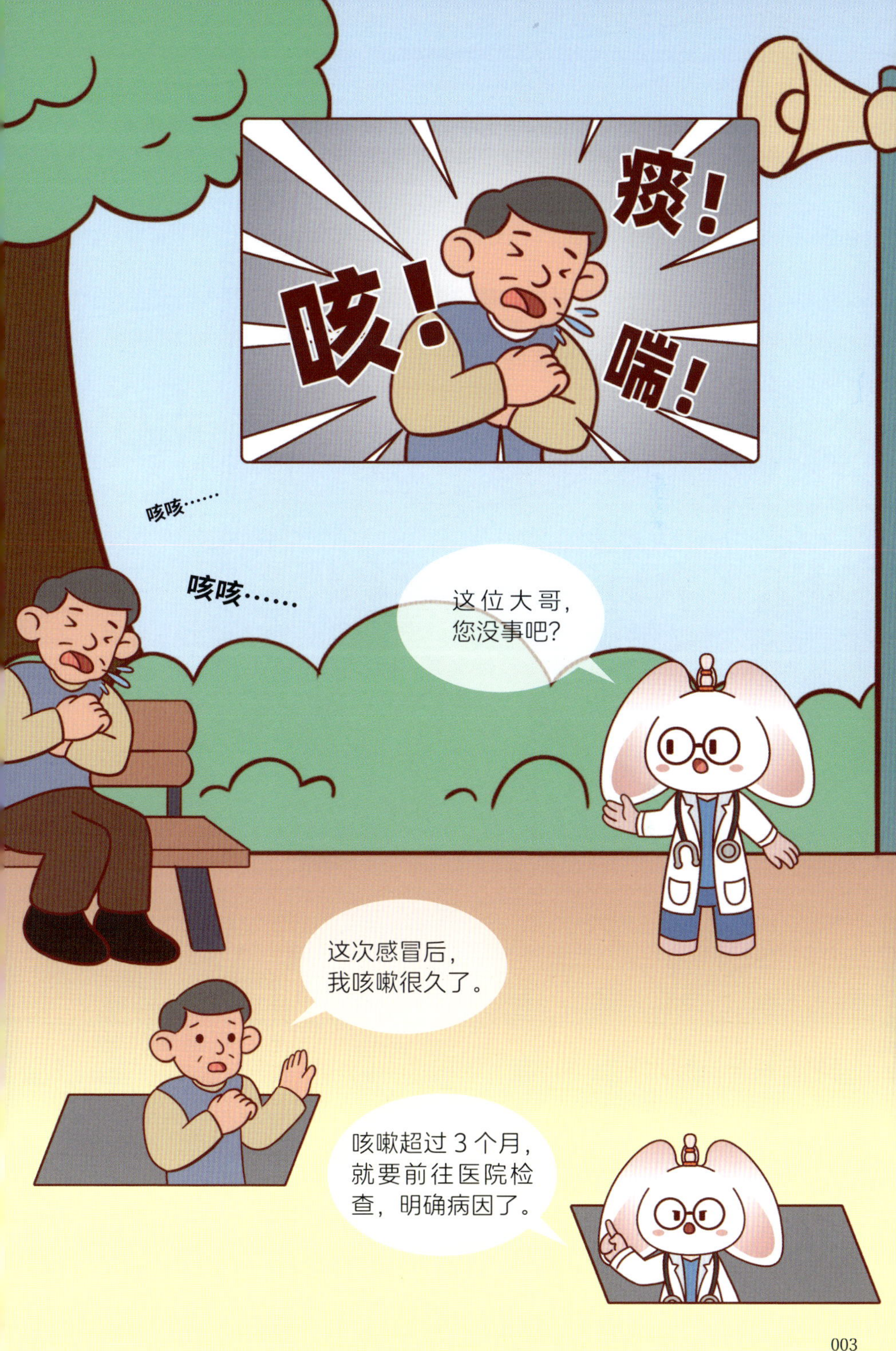
咳！
痰！
喘！
咳咳……
咳咳……
这位大哥，
您没事吧？
这次感冒后，
我咳嗽很久了。
咳嗽超过3个月，
就要前往医院检
查，明确病因了。

考虑到李大哥有长期吸烟史，咳嗽时间超过 3 个月还未痊愈，于是医生为李大哥安排了肺功能检查。
从肺功能检查结果来看，李大哥是得了慢性阻塞性肺疾病。这种疾病被称为“沉默的杀手”。
什么是“慢性阻塞性肺疾病”呢？
简单来说，就是气体进出肺部的“道路”不通畅，“堵车”了。

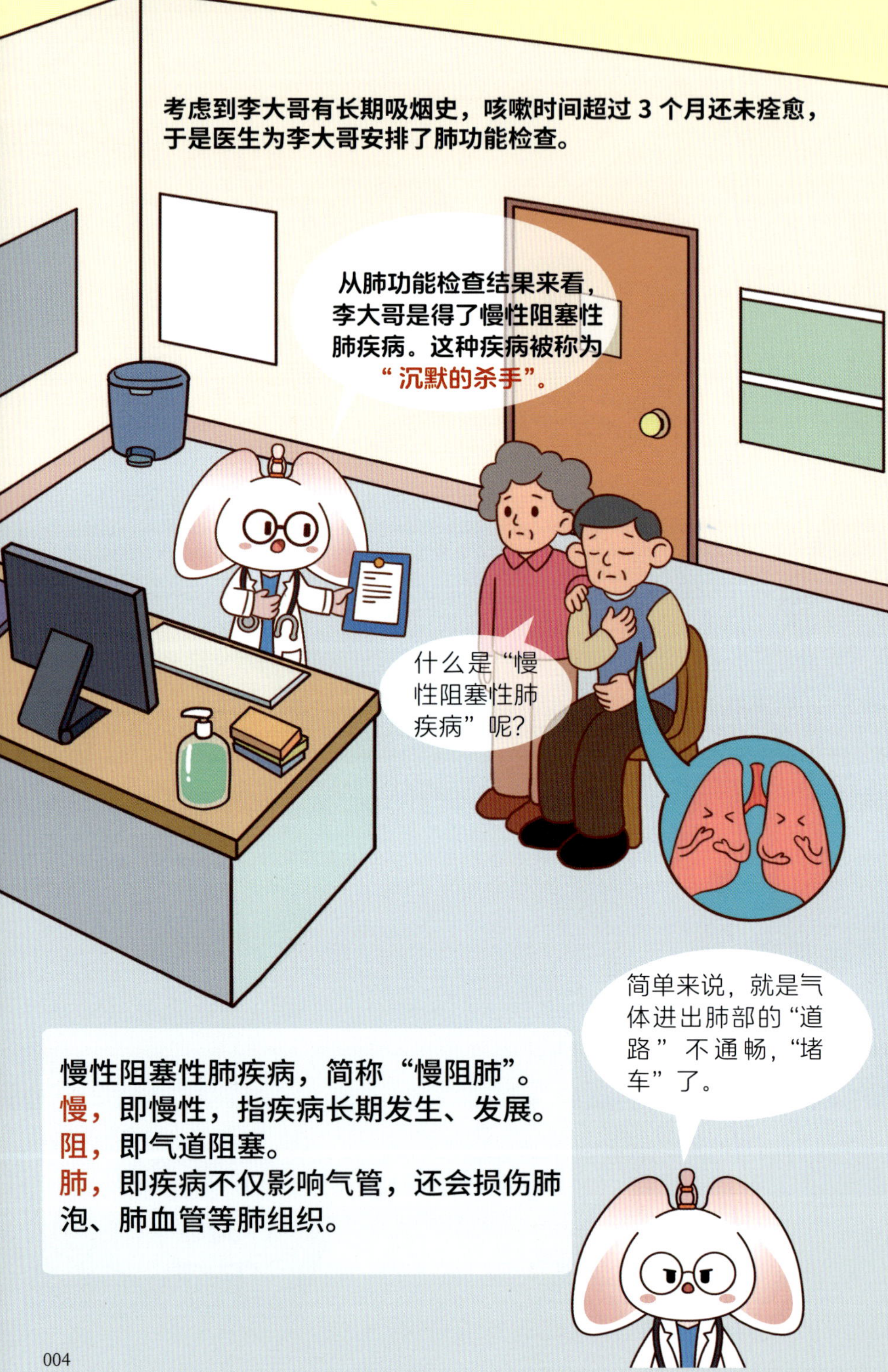

慢性阻塞性肺疾病，简称“慢阻肺”。
慢，即慢性，指疾病长期发生、发展。
阻，即气道阻塞。
肺，即疾病不仅影响气管，还会损伤肺泡、肺血管等肺组织。

呼吸时气体在肺部的交换过程

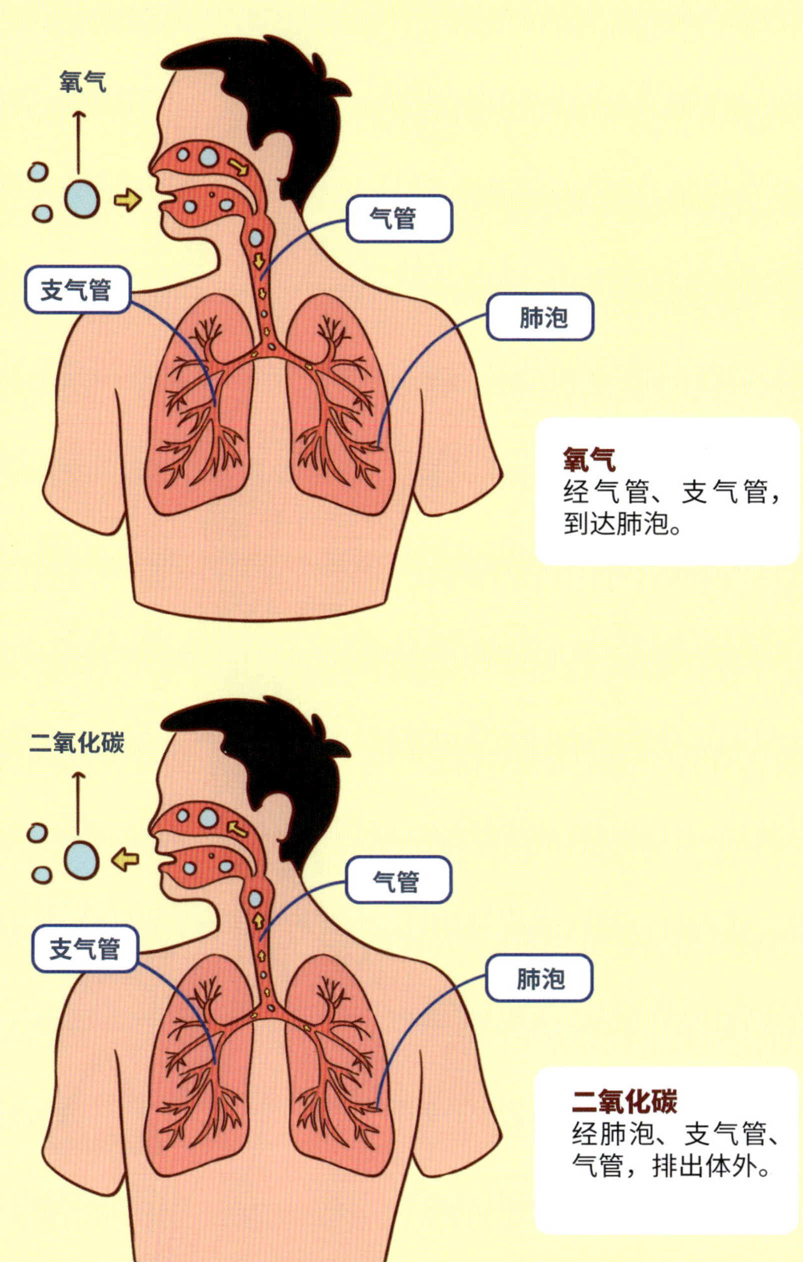

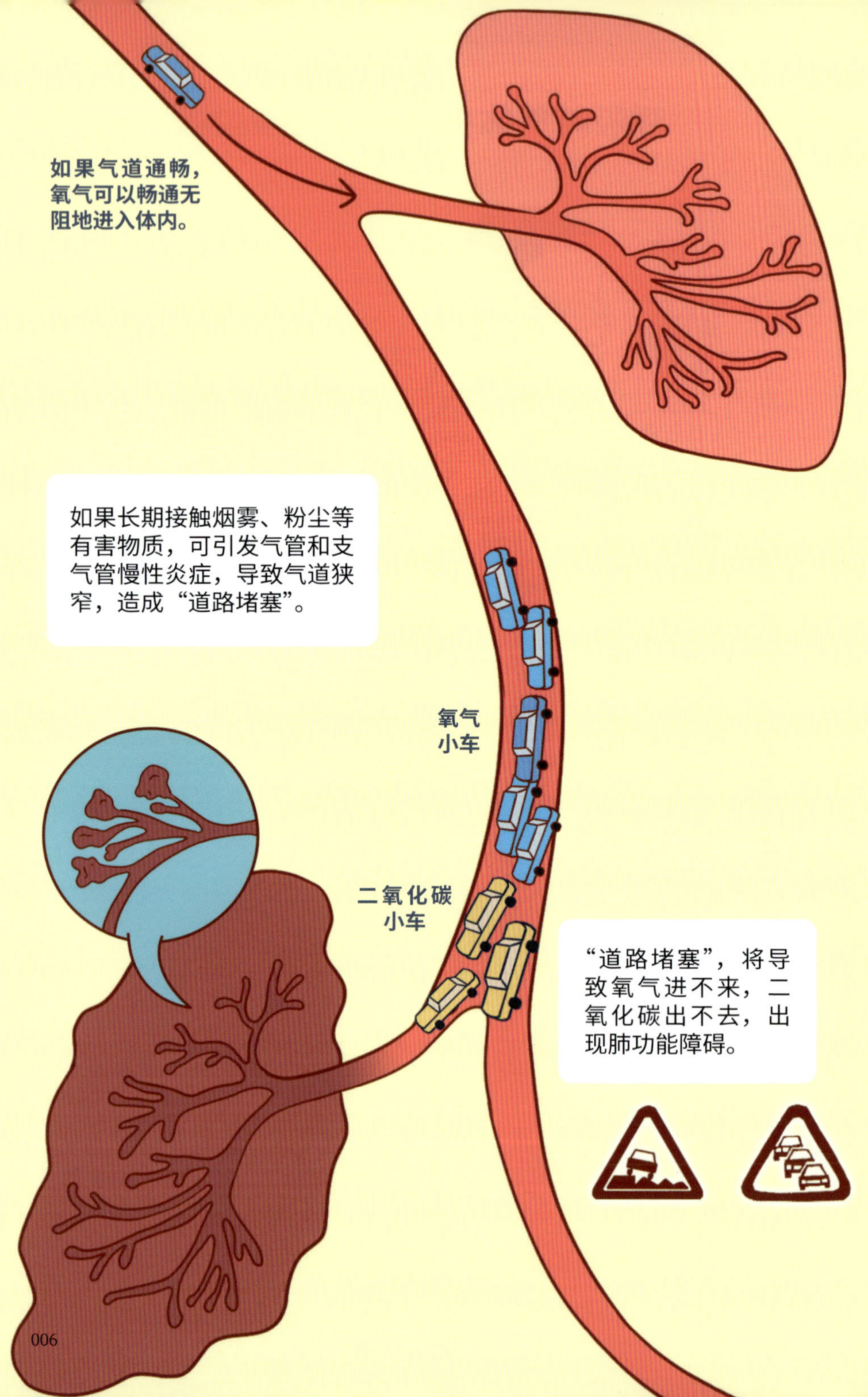
如果气道通畅，
氧气可以畅通无
阻地进入体内。
如果长期接触烟雾、粉尘等
有害物质，可引发气管和支
气管慢性炎症，导致气道狭
窄，造成“道路堵塞”。
氧气
小车
二氧化碳
小车
“道路堵塞”，将导
致氧气进不来，二
氧化碳出不去，出
现肺功能障碍。

根据引起“道路堵塞”的不同原因，慢性阻塞性肺疾病可以表现出三类典型症状。

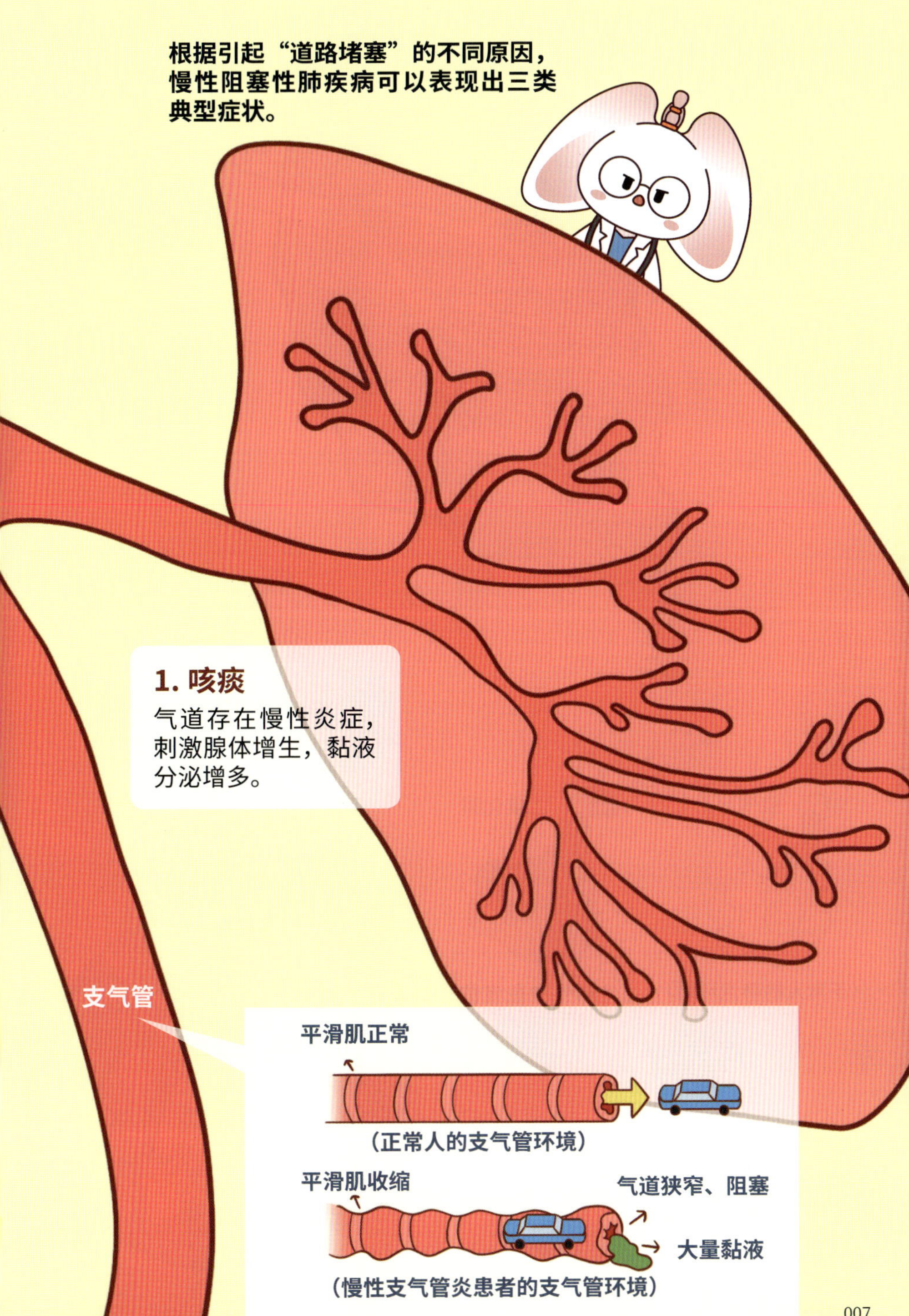

1. 咳痰

气道存在慢性炎症，刺激腺体增生，黏液分泌增多。

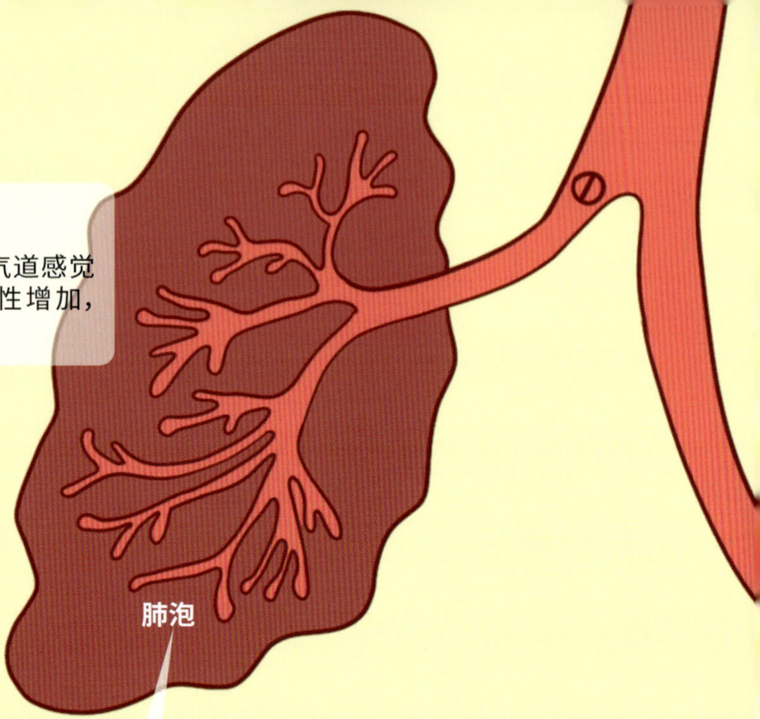

2. 咳嗽

慢性炎症导致气道感觉神经末梢敏感性增加，引起咳嗽。

肺泡

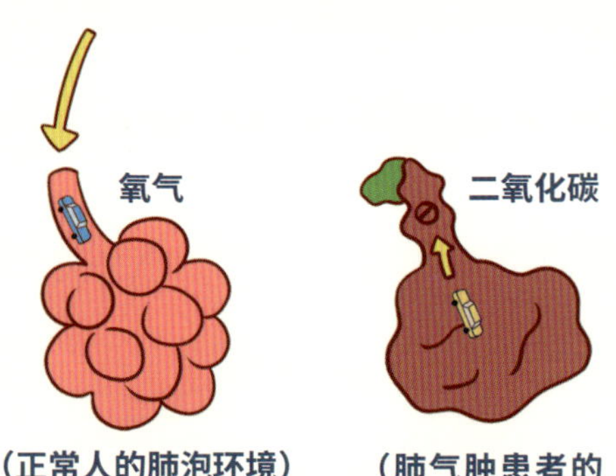

3. 呼吸困难

支气管阻塞和肺泡结构破坏会阻碍气体交换，使呼吸肌容易疲劳，导致气喘、呼吸困难。

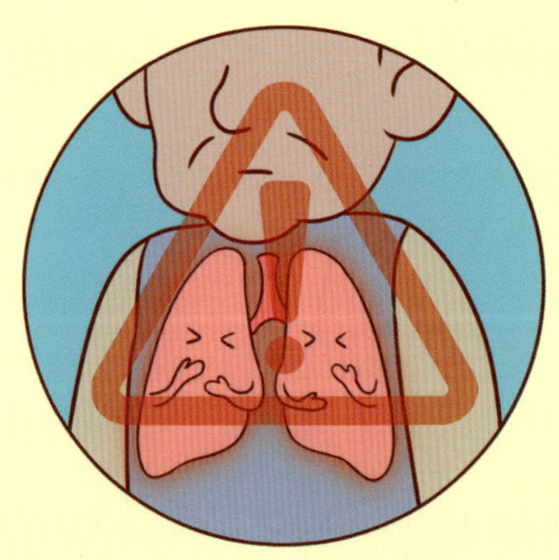

不同时期慢性阻塞性肺疾病的症状

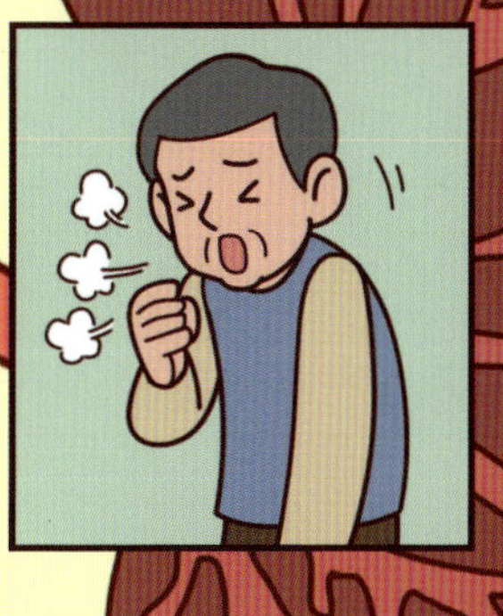

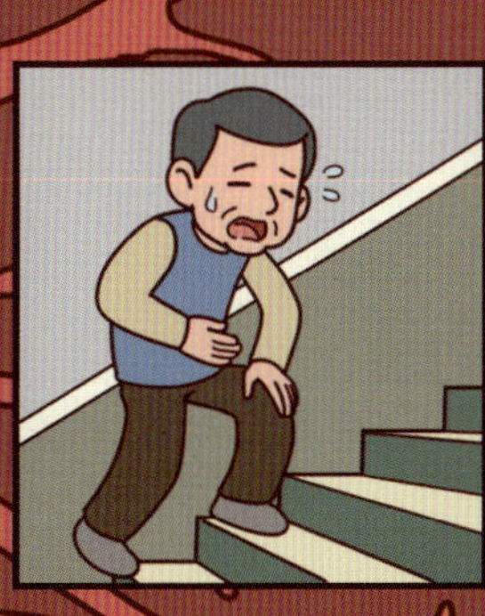

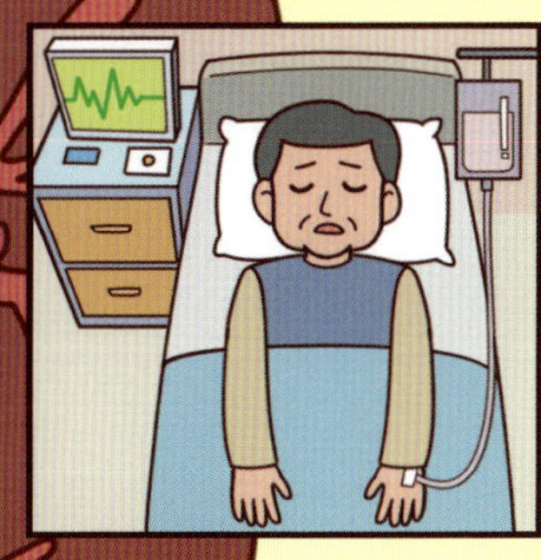

疾病早期

大多数患者症状不明显，或仅有轻微咳嗽、咳痰。

疾病进展期

患者肺功能下降，从活动后气促，发展至穿衣都呼吸困难。

疾病晚期

患者丧失活动能力，引发严重并发症，甚至致死。

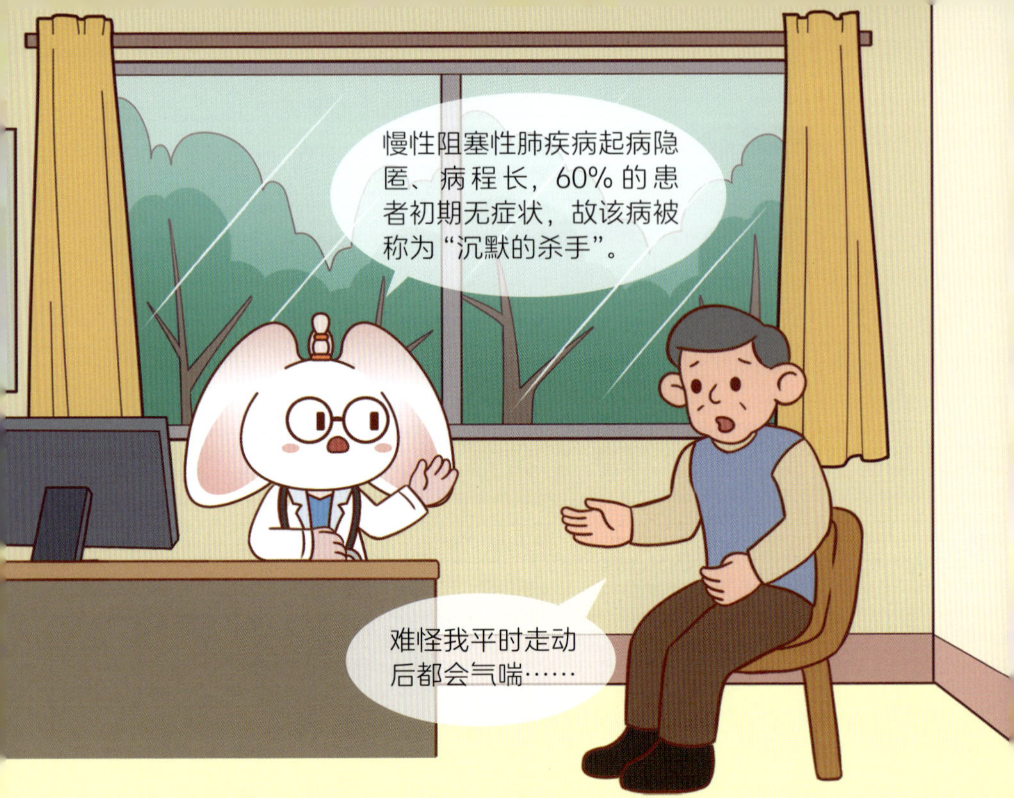

慢性阻塞性肺疾病起病隐匿、病程长，60% 的患者初期无症状，故该病被称为“沉默的杀手”。

难怪我平时走动后都会气喘……

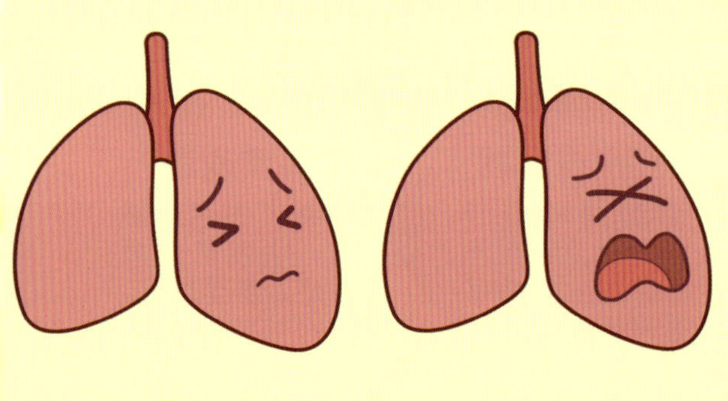

慢性阻塞性肺疾病如不及时治疗，可进展成肺动脉高压、肺源性心脏病（即“肺心病”）、呼吸衰竭和心力衰竭等。

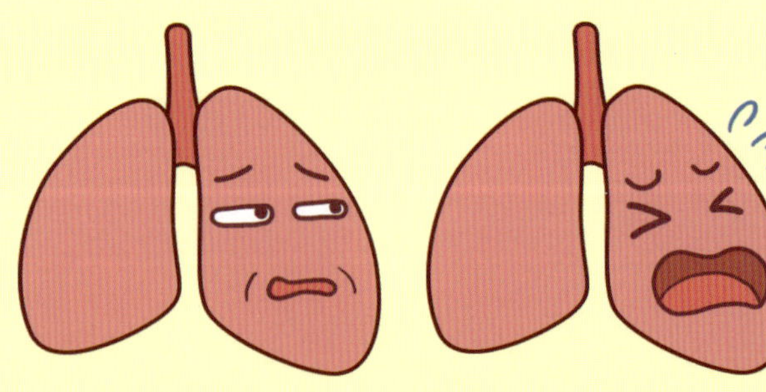

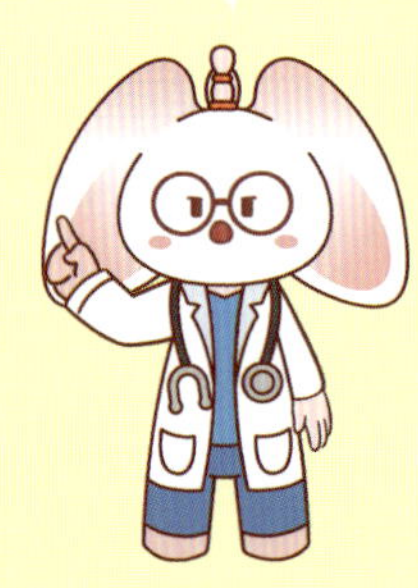

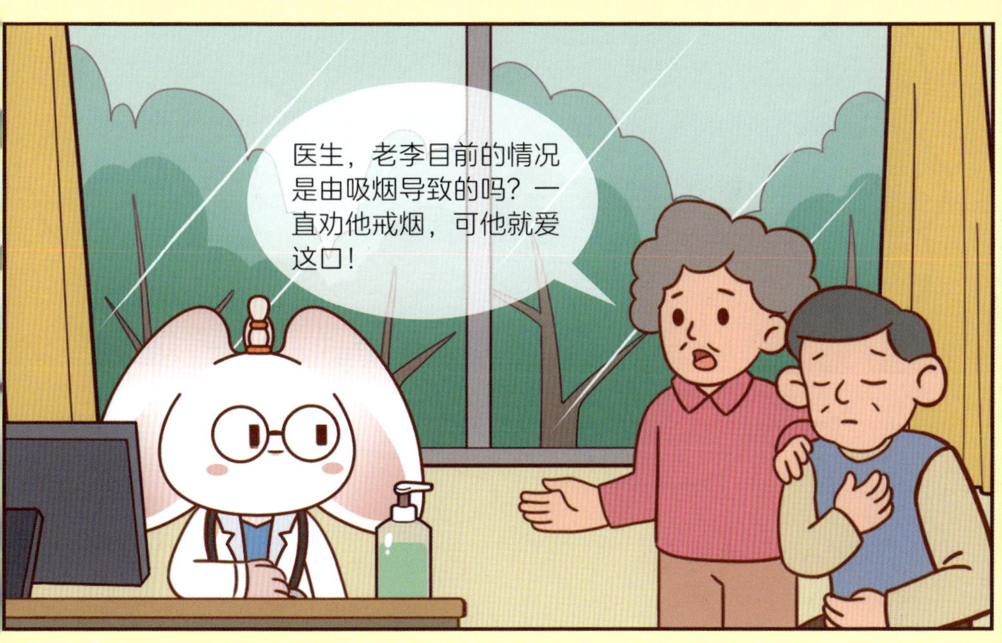
医生，老李目前的情况是由吸烟导致的吗？一直劝他戒烟，可他就爱这口！

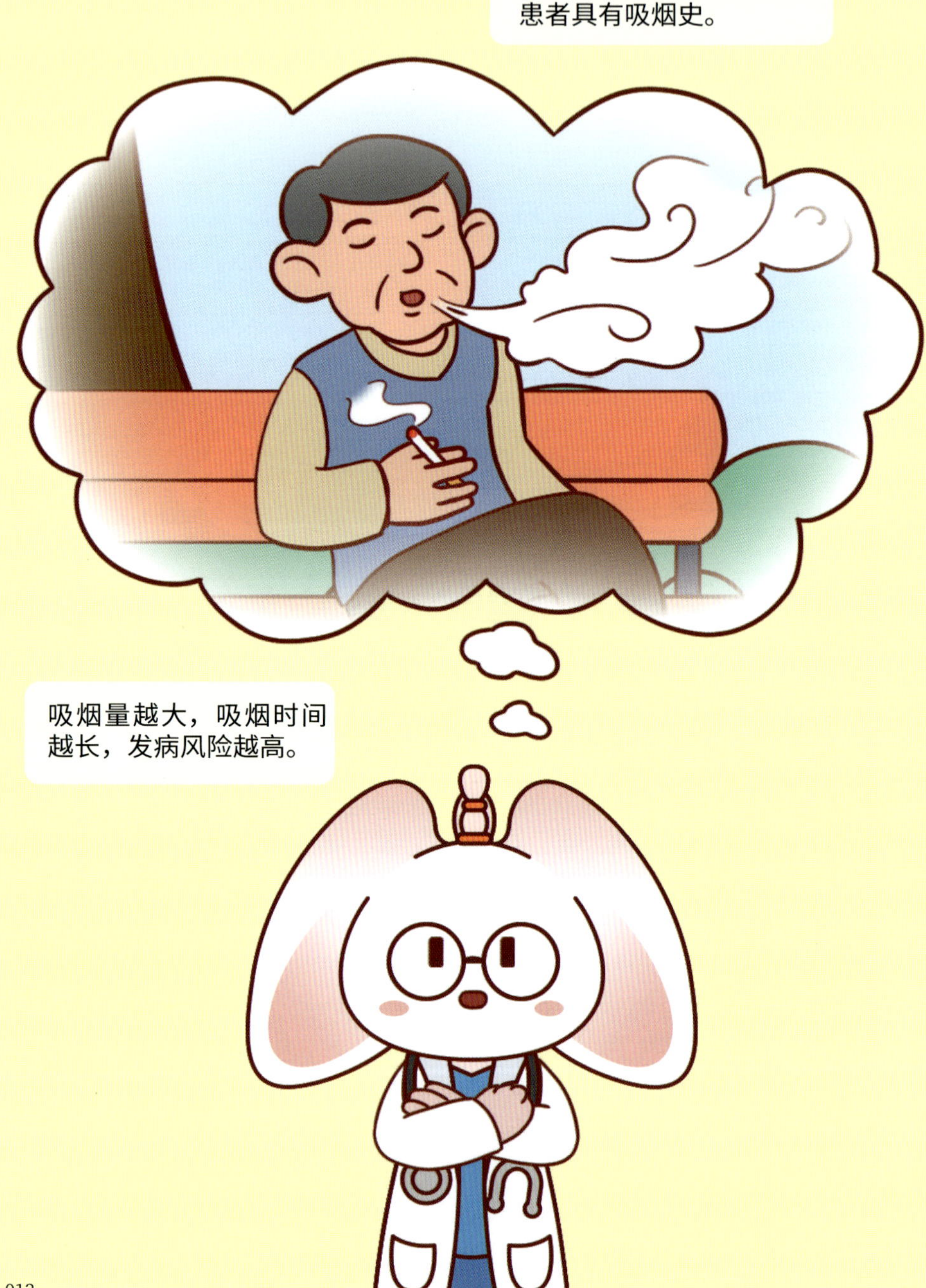
吸烟是慢性阻塞性肺疾病的主要致病原因，80%以上的慢性阻塞性肺疾病患者具有吸烟史。
吸烟量越大，吸烟时间越长，发病风险越高。

慢性阻塞性肺疾病的常见发病原因

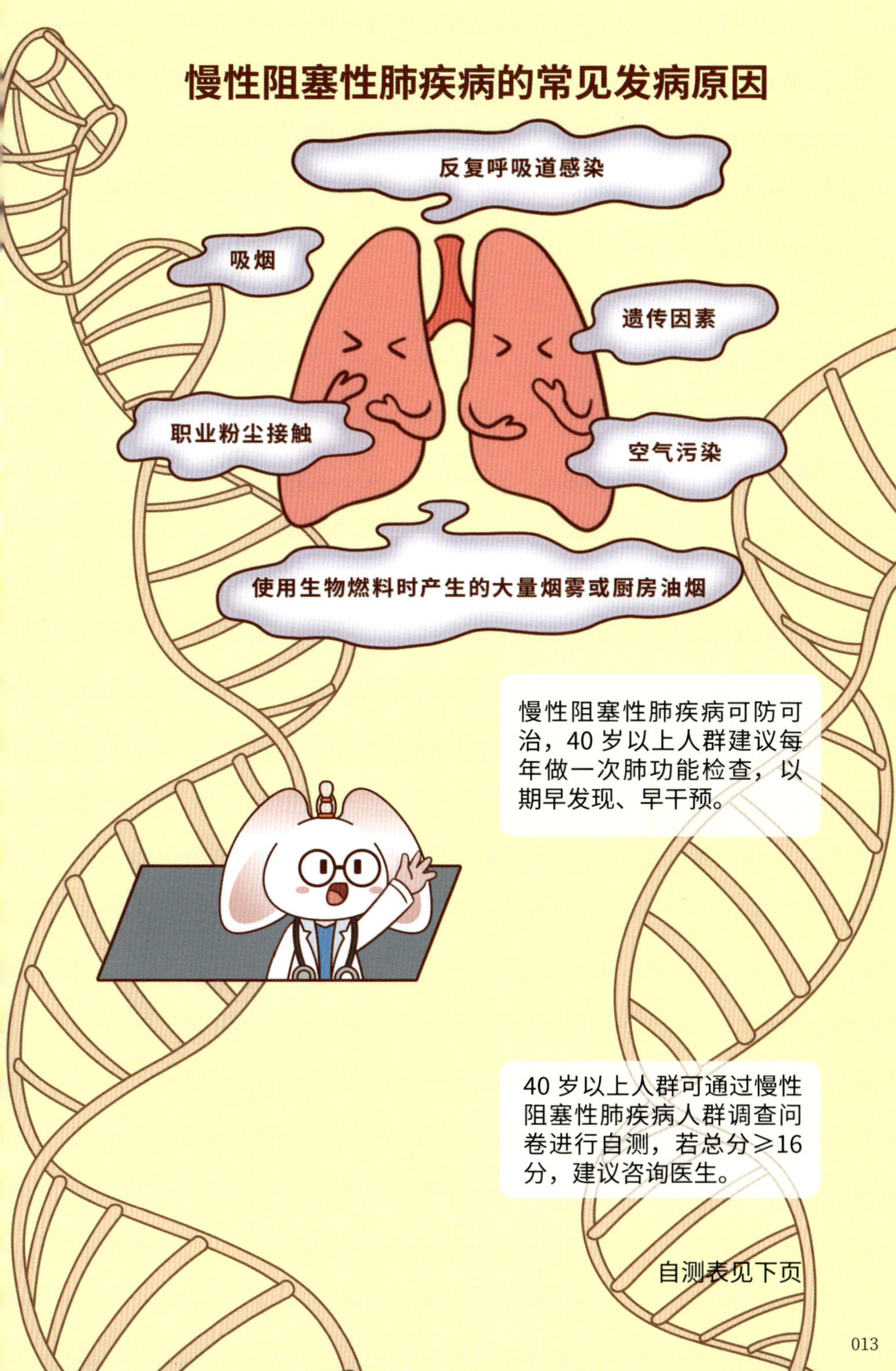

慢性阻塞性肺疾病可防可治，40 岁以上人群建议每年做一次肺功能检查，以期早发现、早干预。

40 岁以上人群可通过慢性阻塞性肺疾病人群调查问卷进行自测，若总分≥16分，建议咨询医生。

自测表见下页

慢性阻塞性肺疾病人群调查问卷

问题	评分标准/分	得分
1. 您的年龄		
40～49岁	0	
50～59岁	4	
60～69岁	8	
≥70岁	11	
2. 您的吸烟总量［吸烟总量=每天吸烟量（包）× 吸烟时间（年）］		
从不吸烟	0	
1～＜15	2	
15～＜30	4	
≥30	5	
3. 您的体重指数［体重指数=体重（kg）/身高的平方（m^2）］		
＜18.5	7	
18.5～23.9	4	
24.0～27.9	1	
≥28.0	0	
4. 没有感冒时您是否常有咳嗽		
是	5	
否	0	

续表

问题	评分标准 / 分	得分
5. 您平时是否感到气促		
没有气促	0	
在平地急行或爬缓坡时感到气促	3	
平地正常行走时感到气促	6	
6. 您主要使用生物燃料烹饪吗（生物燃料指利用生物体制取的燃料，如玉米秆、玉米芯）		
是	1	
否	0	
7. 您的父母、兄弟、姐妹及子女是否有人患有支气管哮喘、慢性支气管炎、肺气肿或慢性阻塞性肺疾病		
是	3	
否	0	
	总分	

注：如果您的总分≥ 16 分，需要到医院进行进一步检查，明确是否患有慢性阻塞性肺疾病。

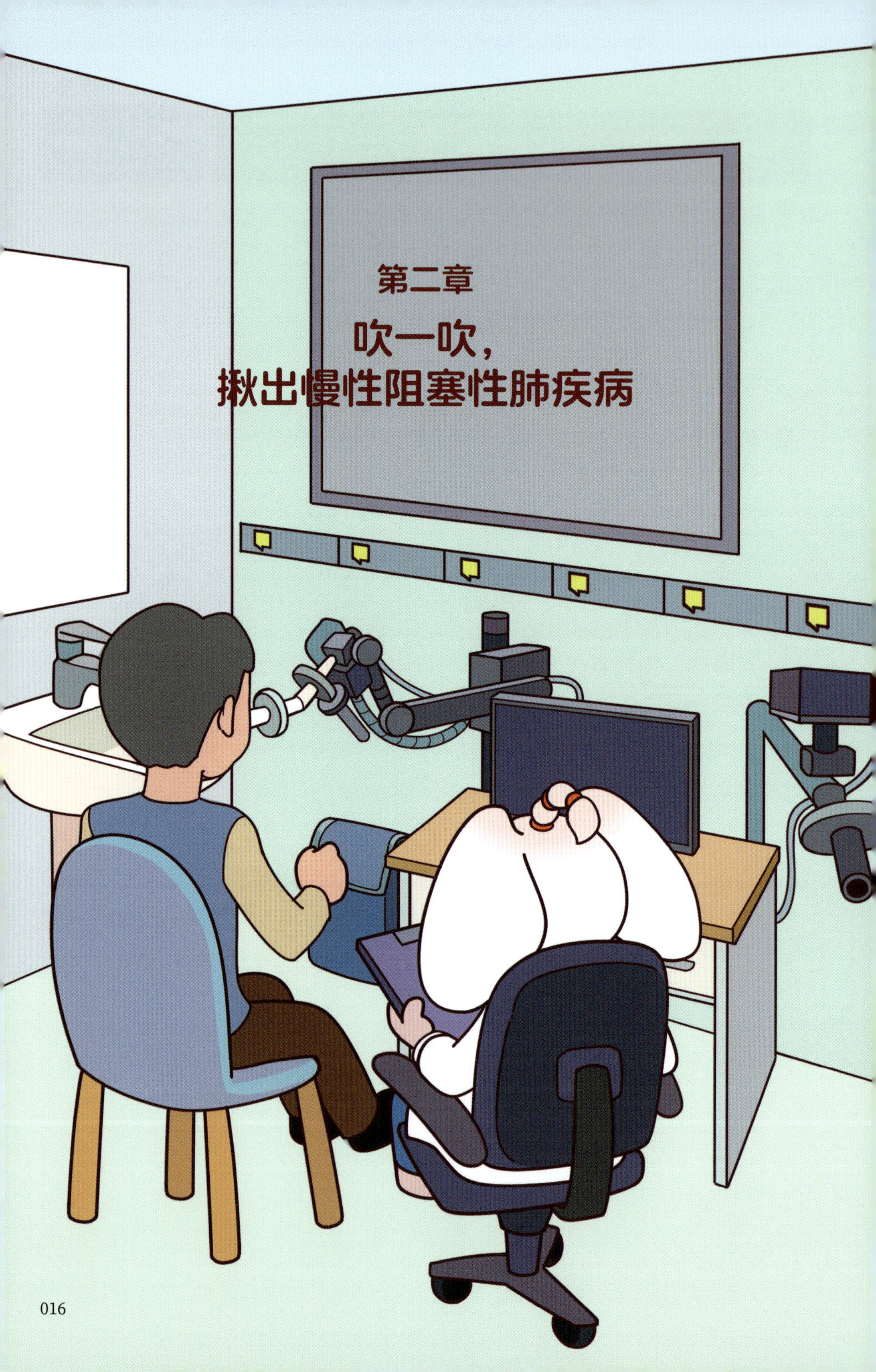

第二章

吹一吹，揪出慢性阻塞性肺疾病

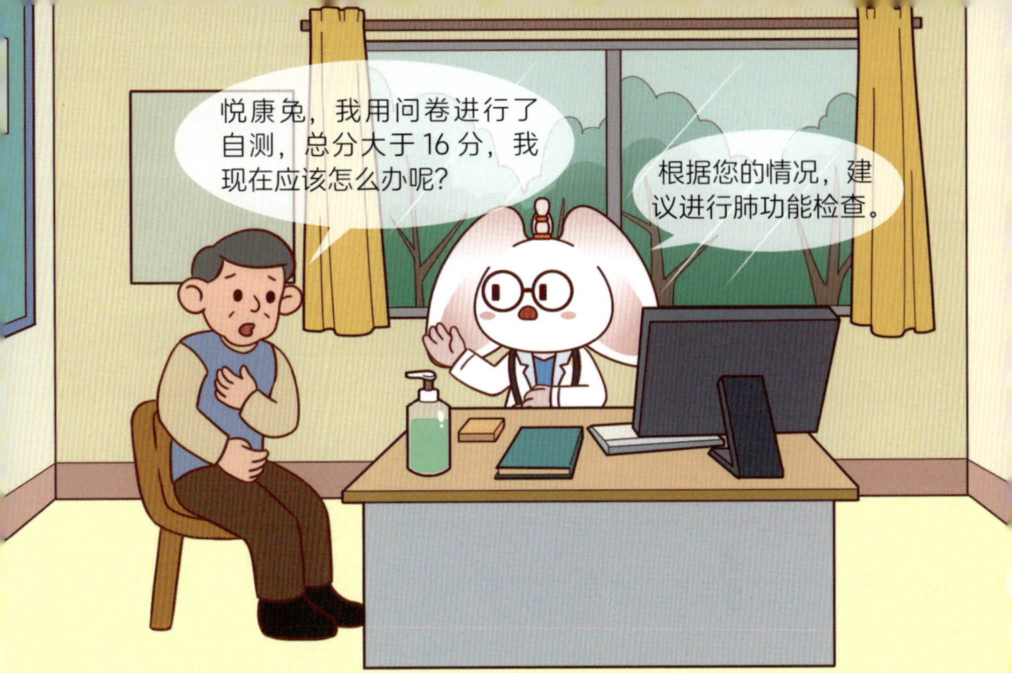

悦康兔，我用问卷进行了自测，总分大于 16 分，我现在应该怎么办呢？

根据您的情况，建议进行肺功能检查。

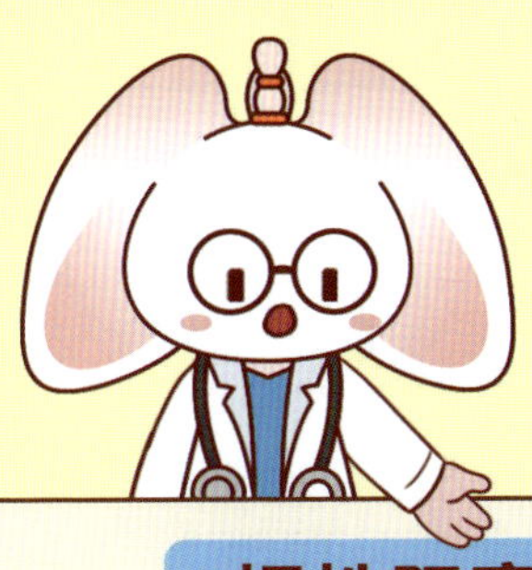

慢性阻塞性肺疾病高危人群

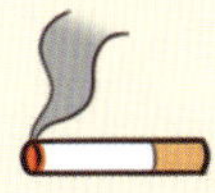

吸烟和受二手烟影响（被动吸烟）。

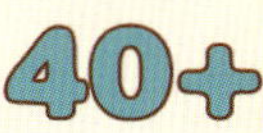

年龄超过 40 岁。

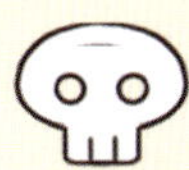

工作中长期接触粉尘或有害气体。

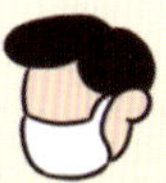

经常暴露于室外空气污染环境。

经常暴露于厨房油烟或长期使用生物燃料（如柴草或煤炭）。

有慢性阻塞性肺疾病家族史或存在先天性肺发育不良。

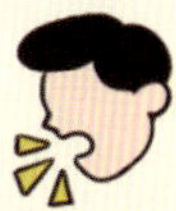

有慢性呼吸道症状或儿童时期曾反复发生呼吸道感染。

李大哥，像您这样常年吸烟，经常咳嗽的“老烟民”，更需要做肺功能检查。
那肺功能检查应该如何做呢？

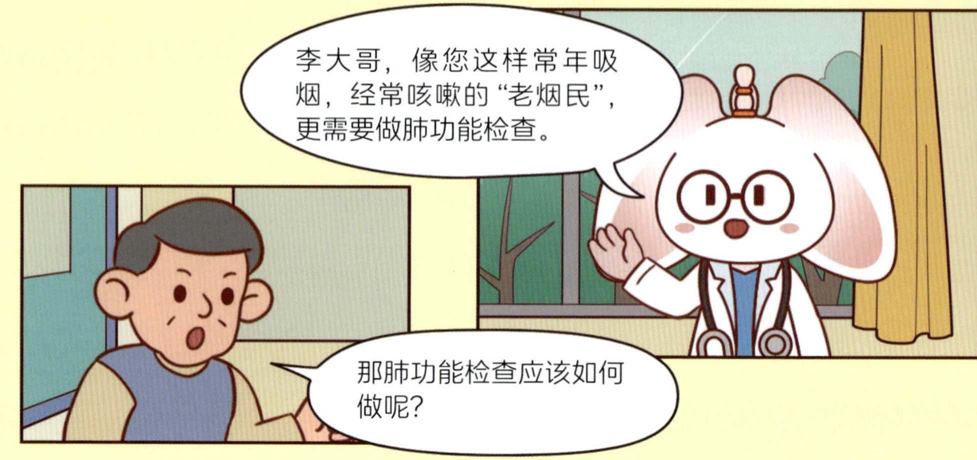

肺功能检查主要包括以下两部分。

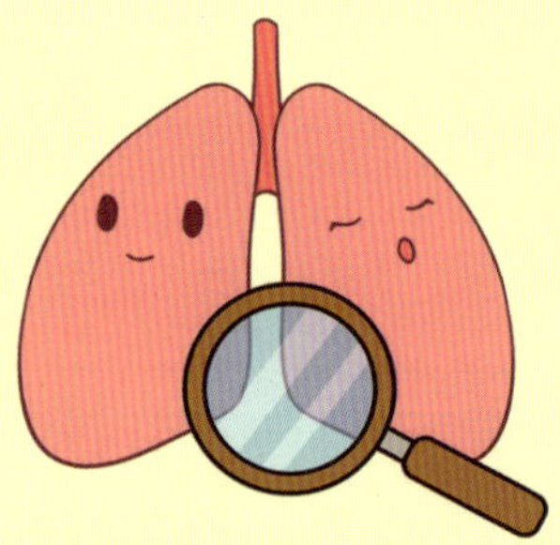

1. 肺通气功能检查

2. 支气管扩张试验

检查前的注意事项

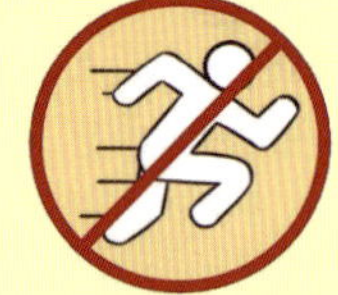

避免剧烈运动

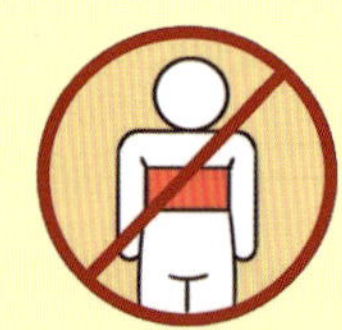

避免穿着紧身衣裤

禁止饮用碳酸饮料、浓茶等

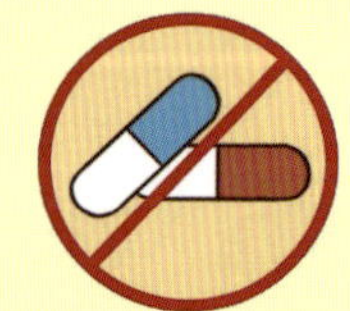

检查前 1~3 天注意停药（具体停药建议应遵医嘱）

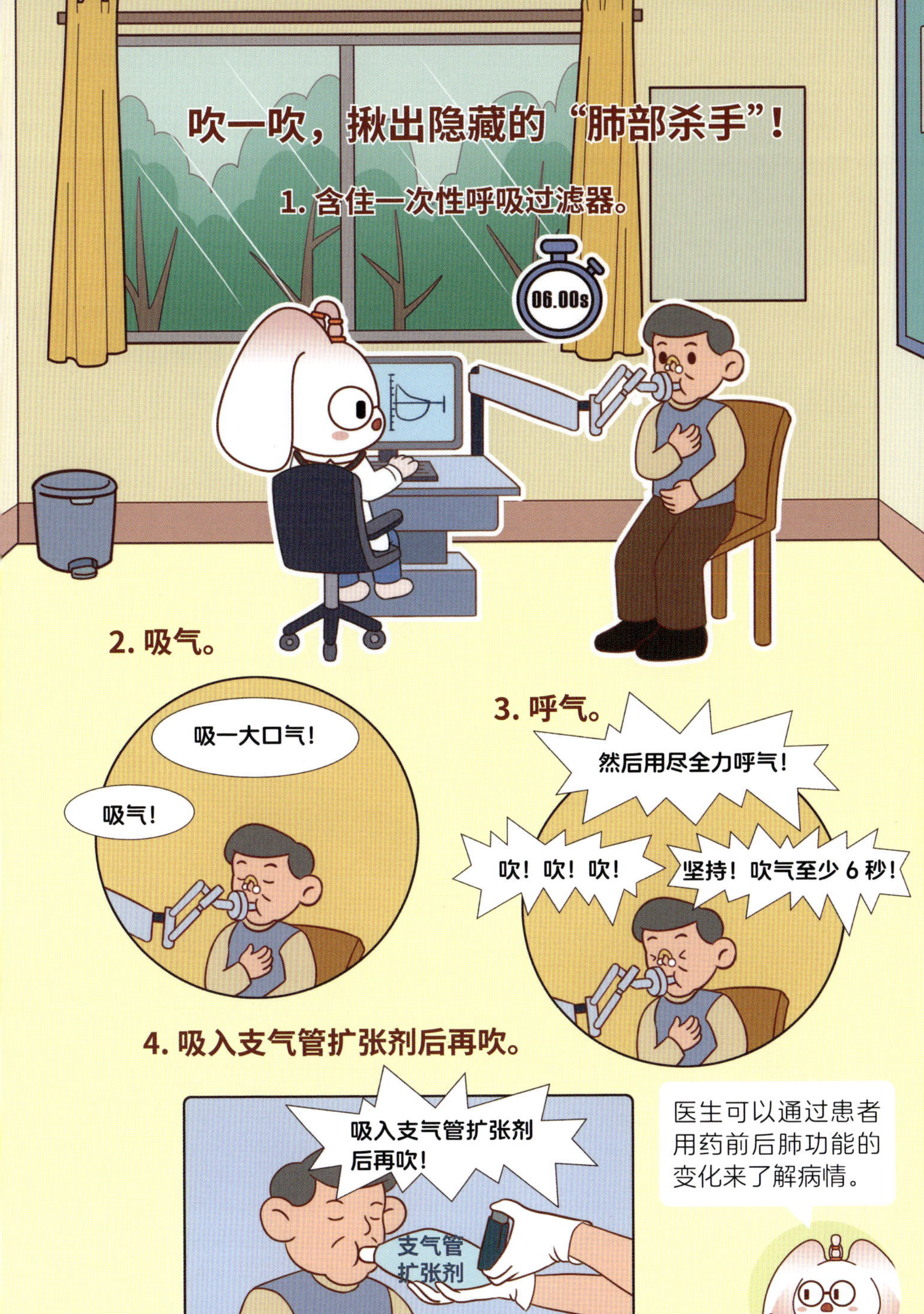
吹一吹，揪出隐藏的“肺部杀手”！
1. 含住一次性呼吸过滤器。
06.00s
2. 吸气。
吸一大口气！
吸气！
3. 呼气。
然后用尽全力呼气！
吹！吹！吹！
坚持！吹气至少 6 秒！
4. 吸入支气管扩张剂后再吹。
吸入支气管扩张剂
后再吹！
支气管
扩张剂
医生可以通过患者
用药前后肺功能的
变化来了解病情。

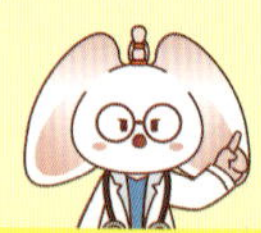

我们来了解一下肺功能报告的评价指标。

我们吸足气后全力呼出全部的气，就是用力肺活量（FVC）。

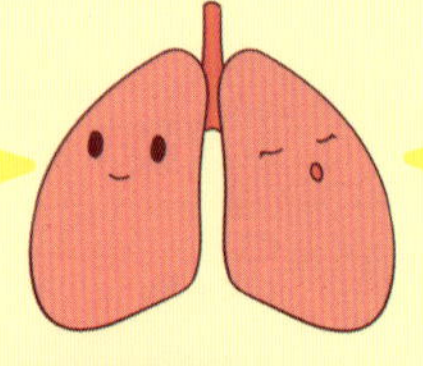

$$1\text{ 秒率}=\frac{\text{第 1 秒用力呼气量（FEV1）}}{\text{用力肺活量（FVC）}}$$

健康人

对于健康的肺部而言，扩张后 1 秒率≥ 0.7。

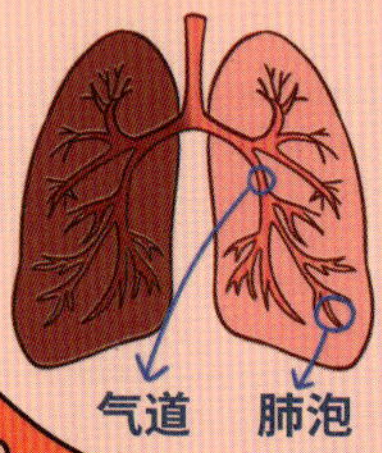

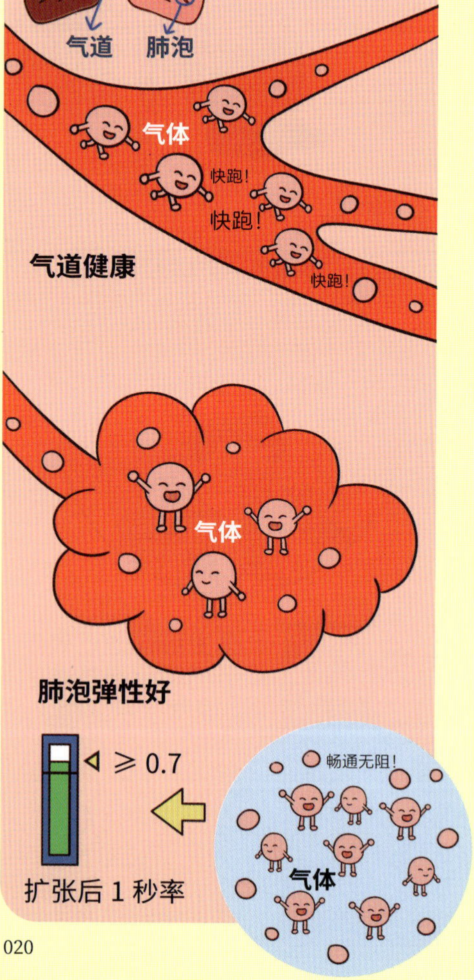

慢性阻塞性肺疾病患者

吸入支气管扩张剂后 1 秒率 <0.7 是诊断慢性阻塞性肺疾病的“金标准”。

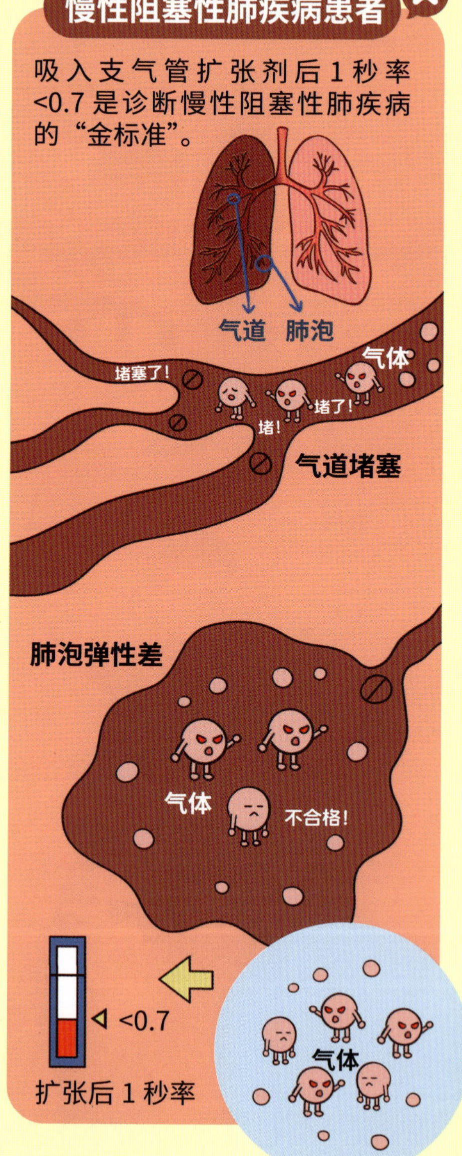

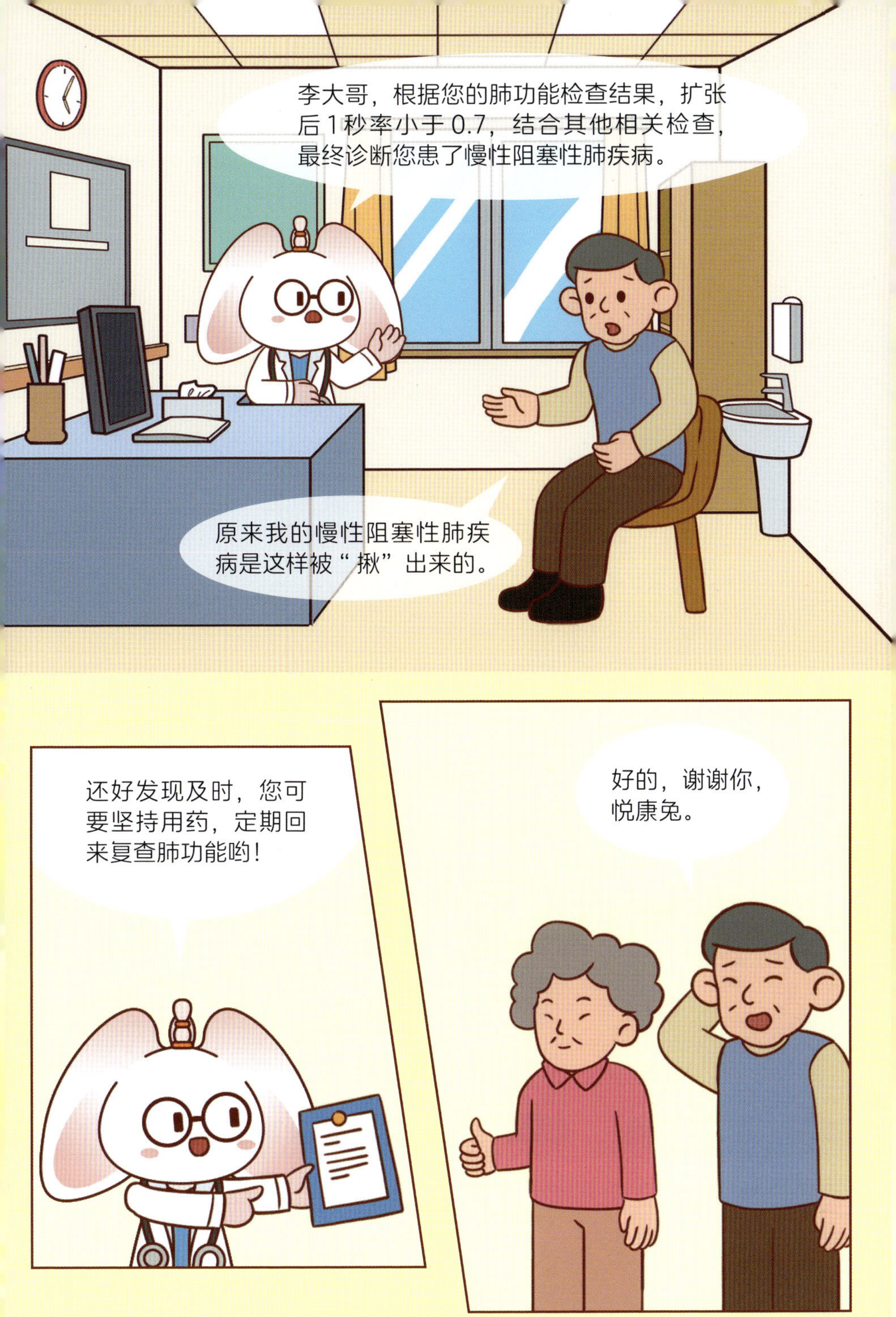

李大哥，根据您的肺功能检查结果，扩张后1秒率小于0.7，结合其他相关检查，最终诊断您患了慢性阻塞性肺疾病。

原来我的慢性阻塞性肺疾病是这样被“揪”出来的。

还好发现及时，您可要坚持用药，定期回来复查肺功能哟！

好的，谢谢你，悦康兔。

让我们一起响应“健康中国2030”行动倡议，关注肺健康。

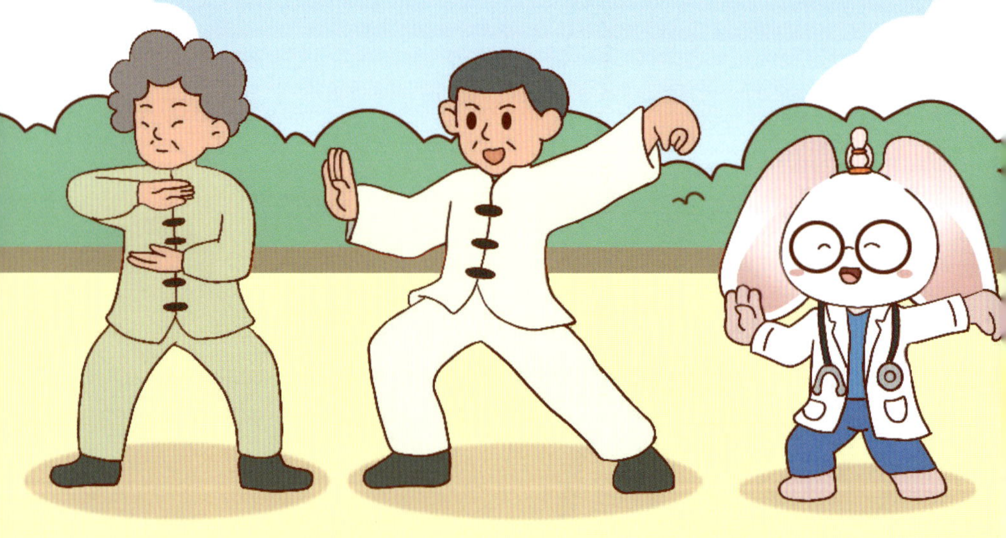

第三章

对抗慢性阻塞性肺疾病，医生有妙法

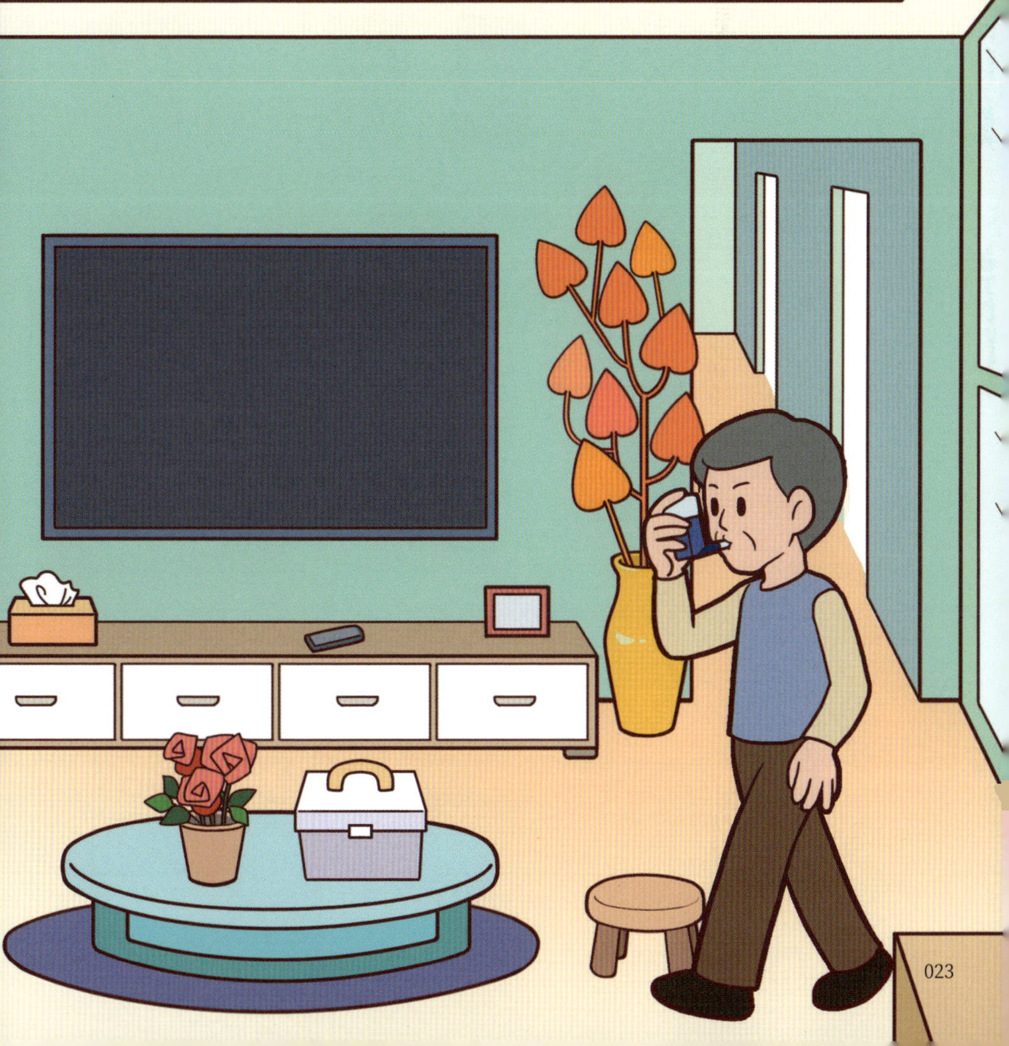

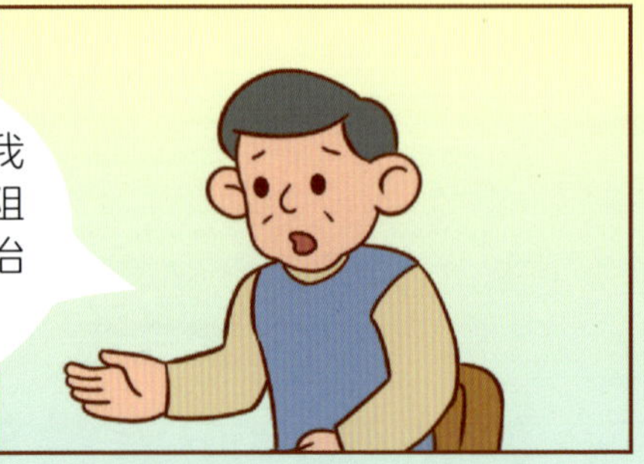

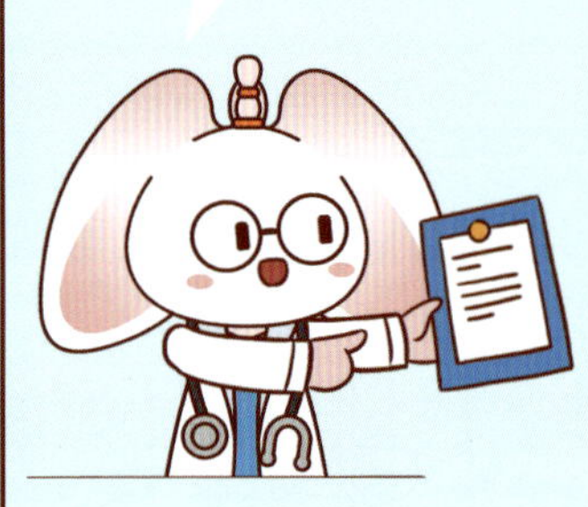

常见的吸入药和口服药

吸入药

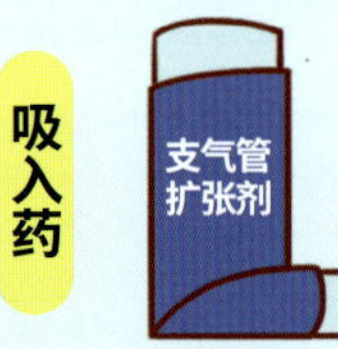

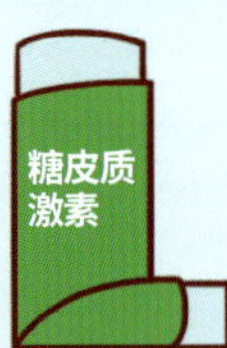

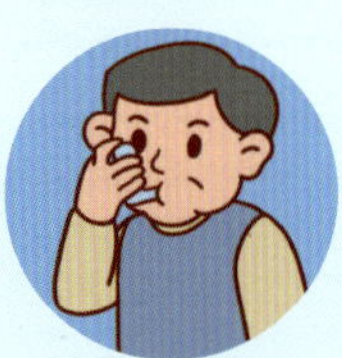

口服药

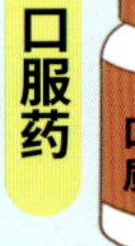

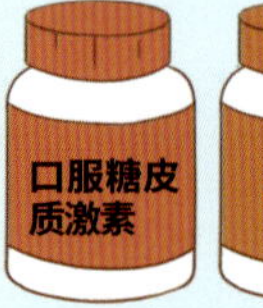

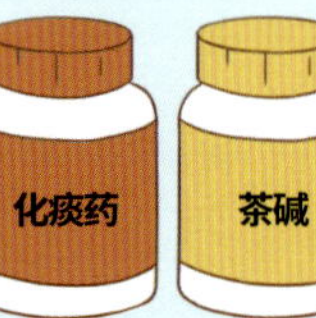

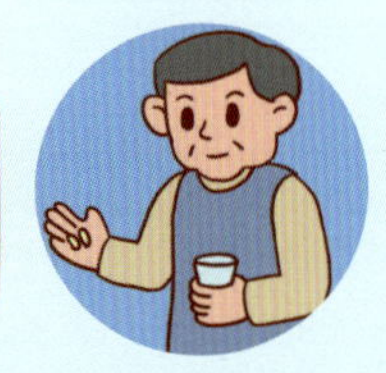

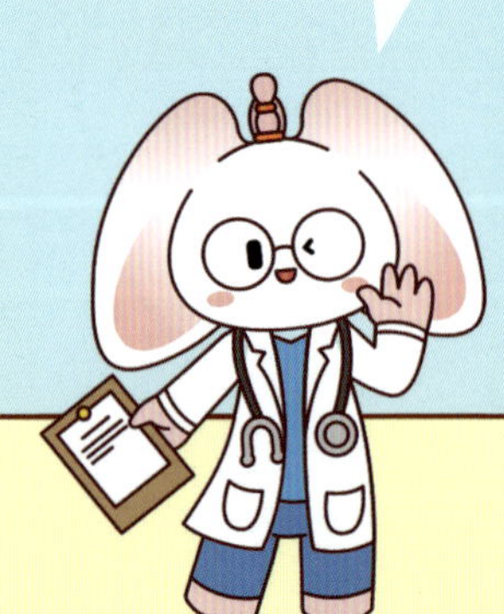

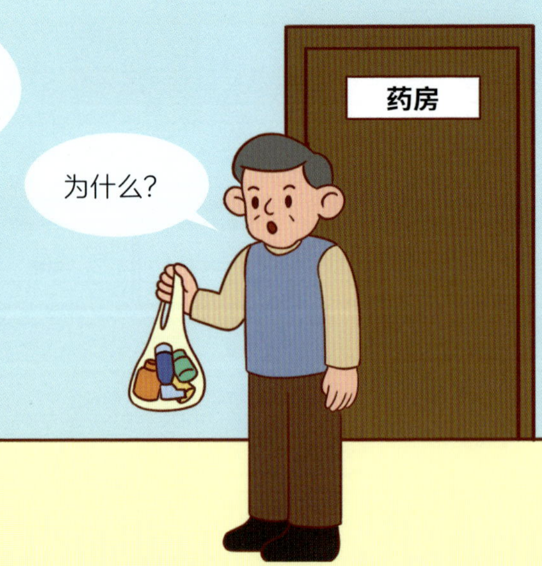

吸入给药方式

起点：口腔

吸入药

气管

药粉

我来了！

吸入药经过的“路程”和“关卡”都大大减少。

可以直接作用于肺部，减少胃肠道相关不良反应。

终点：肺部

口服给药方式

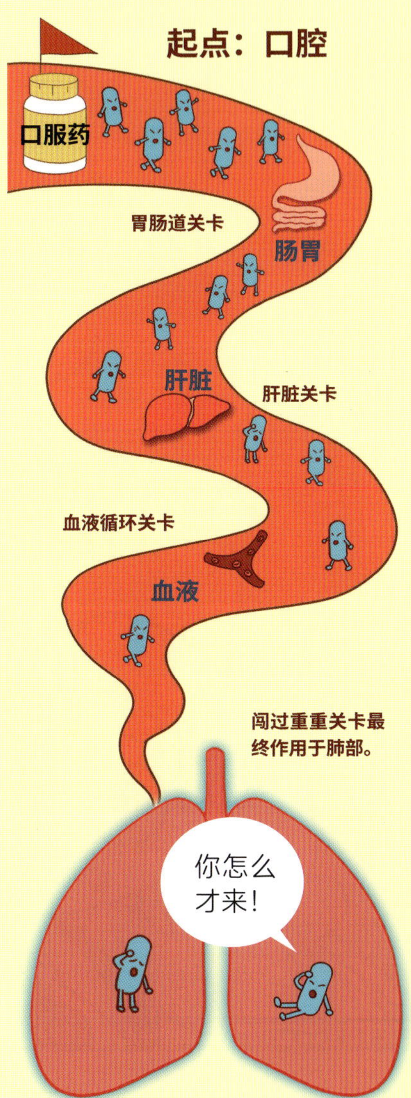

终点：肺部

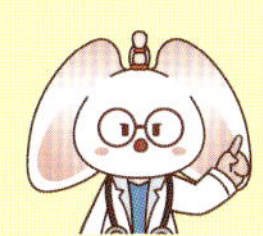

与口服给药相比，吸入给药可使药物直接作用于肺部，具有起效快、疗效佳、安全性高的优势。

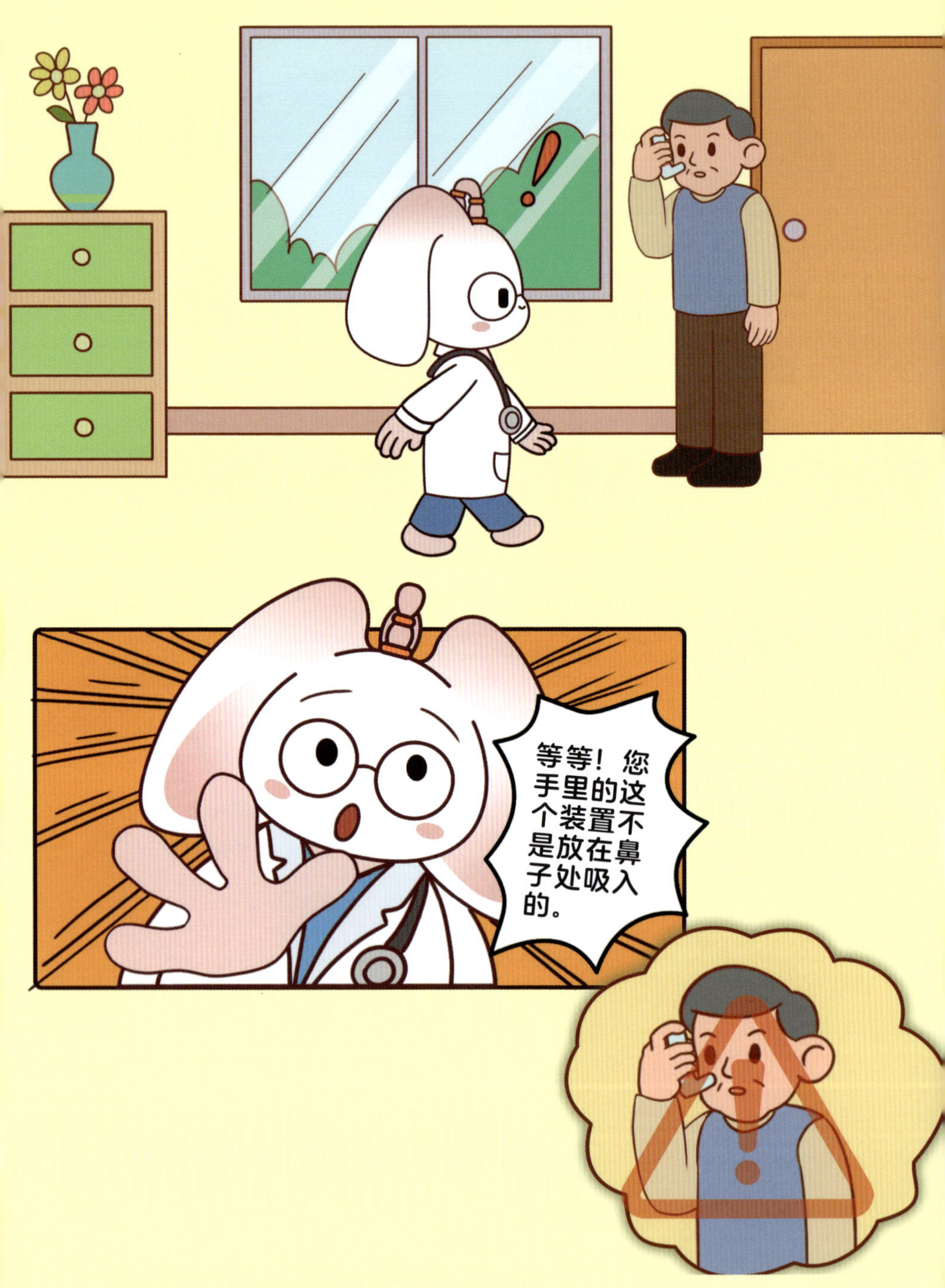
等等！您
手里的这
个装置不
是放在鼻
子处吸入
的。

常见的吸入装置

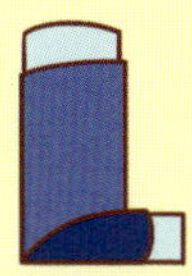

压力定量气雾剂装置

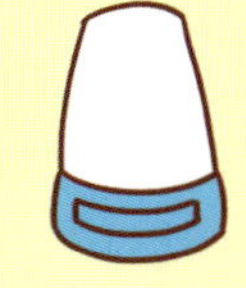

干粉吸入装置

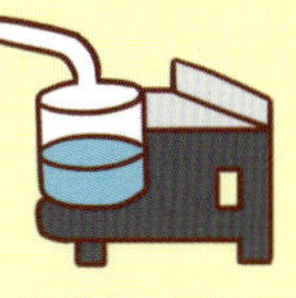

雾化吸入装置

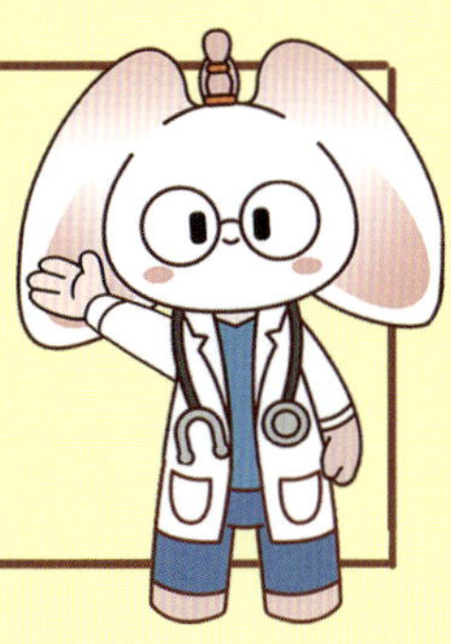

压力定量气雾剂装置

使用误区

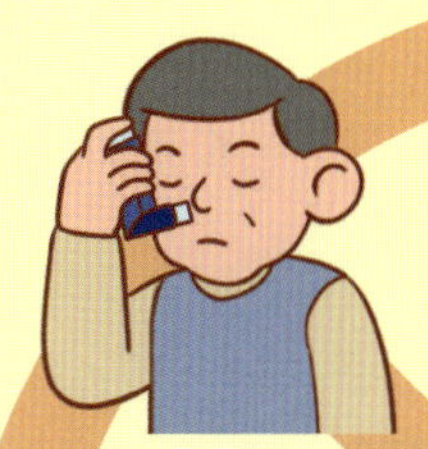

误区 1
将装置放置在鼻孔处。

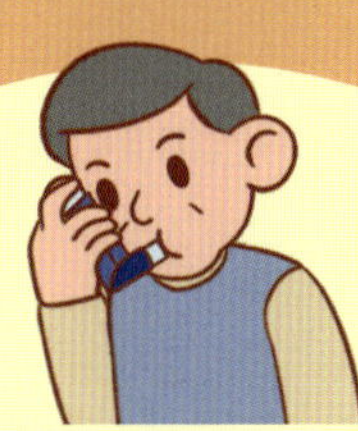

误区 2
低头含住吸嘴。

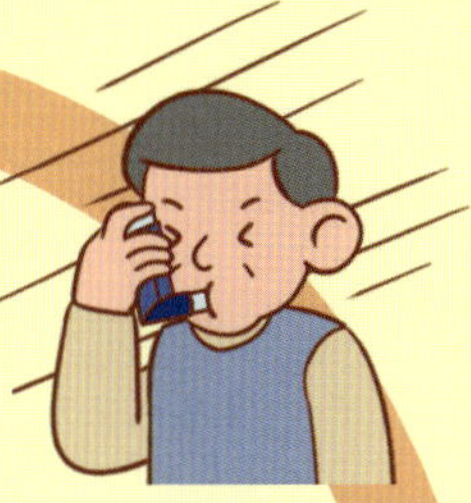

误区 3
吸入速度太快、时间太短。

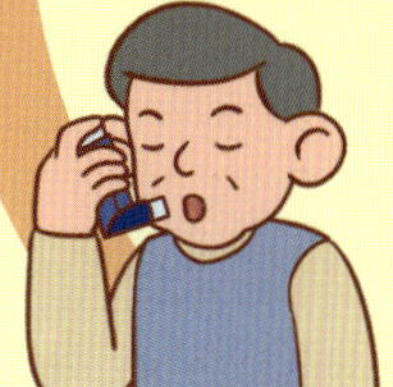

误区 4
吸入前未充分呼气 / 对着吸嘴呼气。

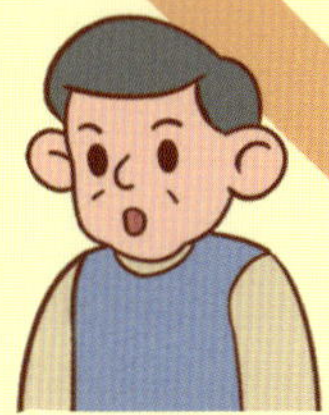

误区 5
吸入后未进行憋气。

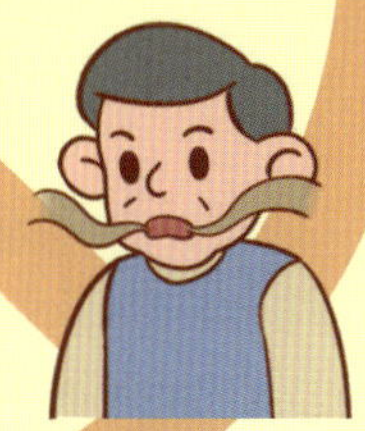

误区 6
吸完药后不漱口。

正确的吸入方式

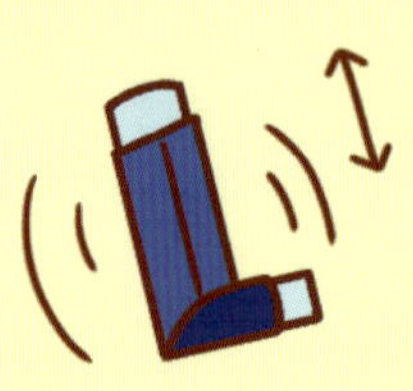

1. 开盖摇匀。

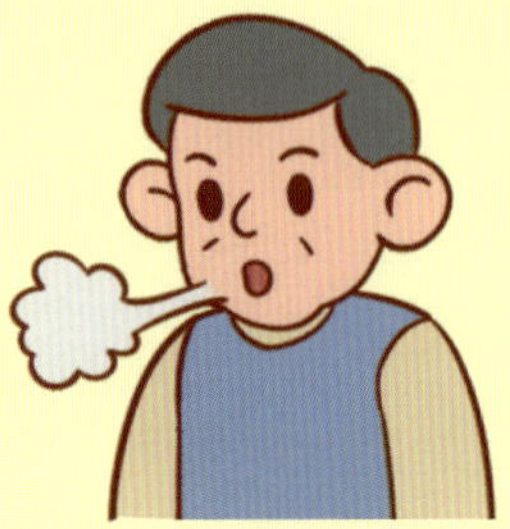

2. 尽量呼气。

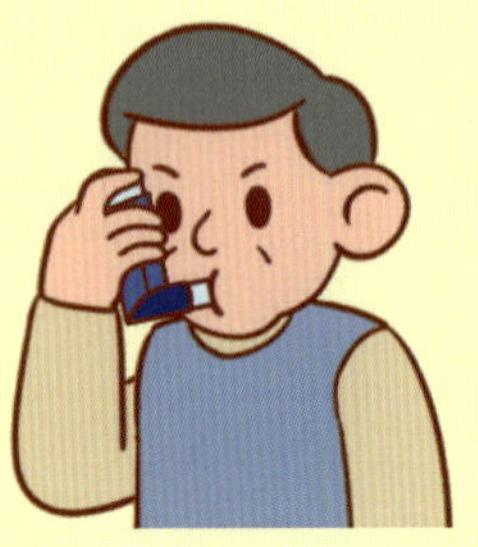

3. 将喷嘴放入口内。

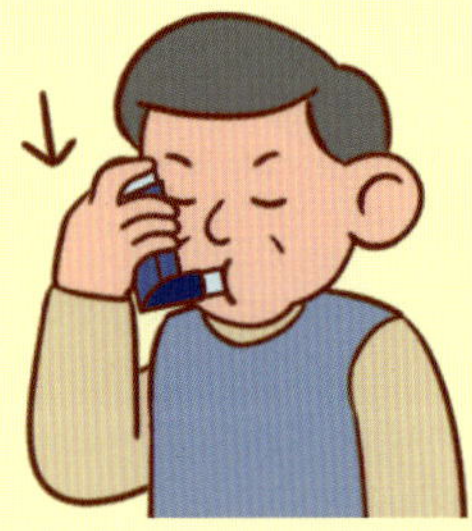

4. 深慢吸气并同时按下按钮。

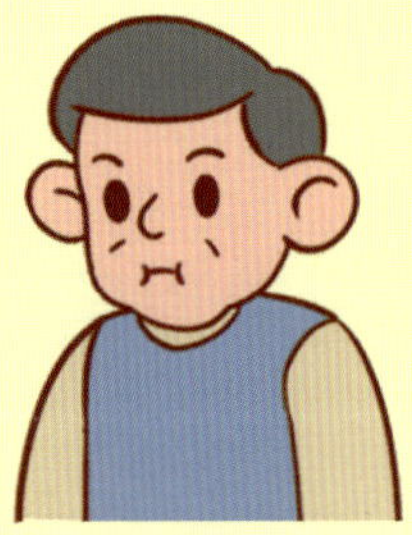

5. 屏气约 10 秒。

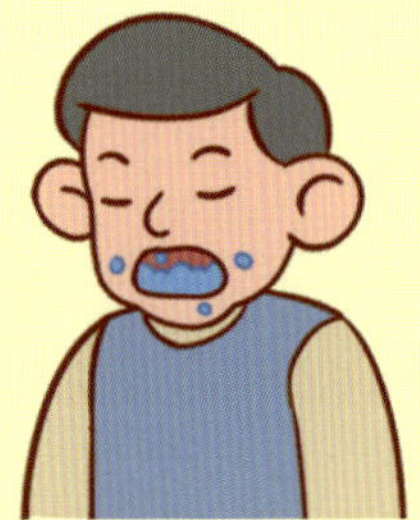

6. 漱口。

干粉吸入装置

常用干粉吸入装置如下。

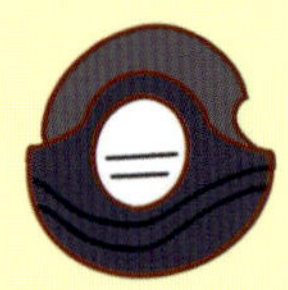

碟式干粉吸入器

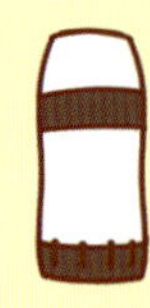

多剂量干粉吸入器

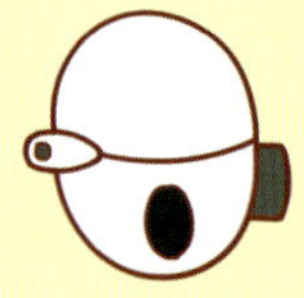

单剂量干粉吸入器

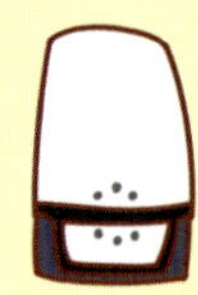

单剂量干粉吸入器

碟式干粉吸入器的使用方法

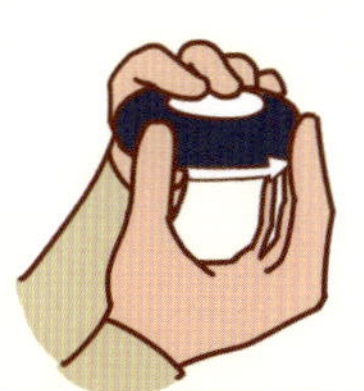

1. 打开装置。

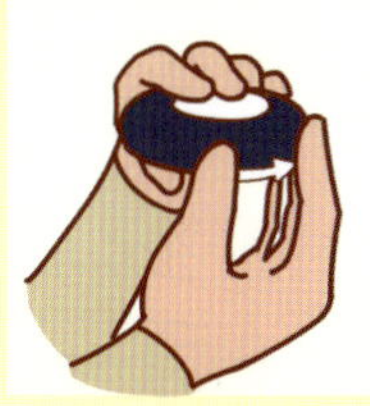

2. 向外推动滑动杆，直至装置发出“咔嗒”声。

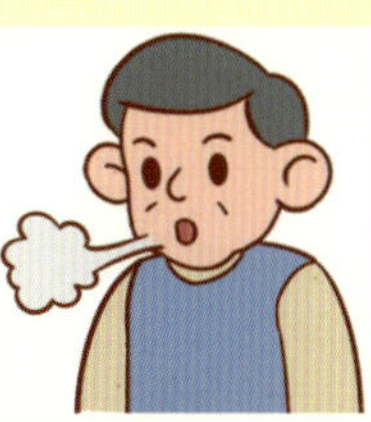

3. 尽量呼气。

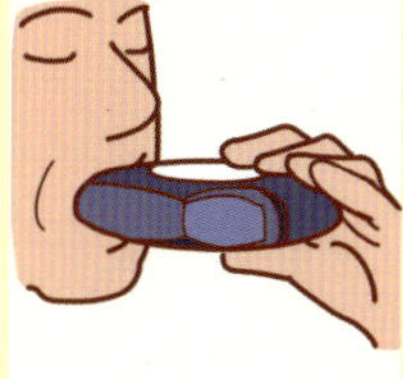

4. 用嘴含住吸嘴，快速且尽全力吸气。

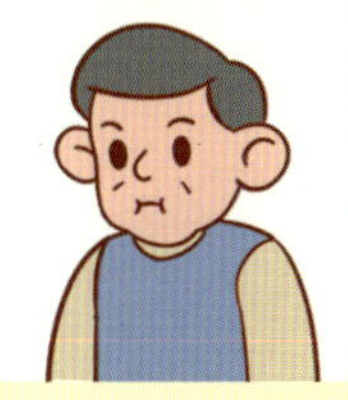

5. 屏气约 10 秒，缓慢呼气。

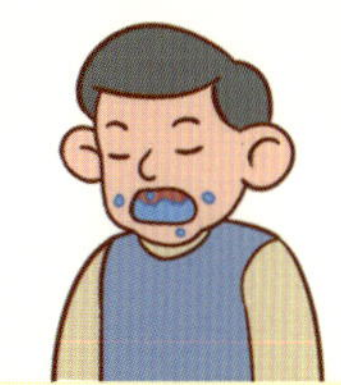

6. 漱口。

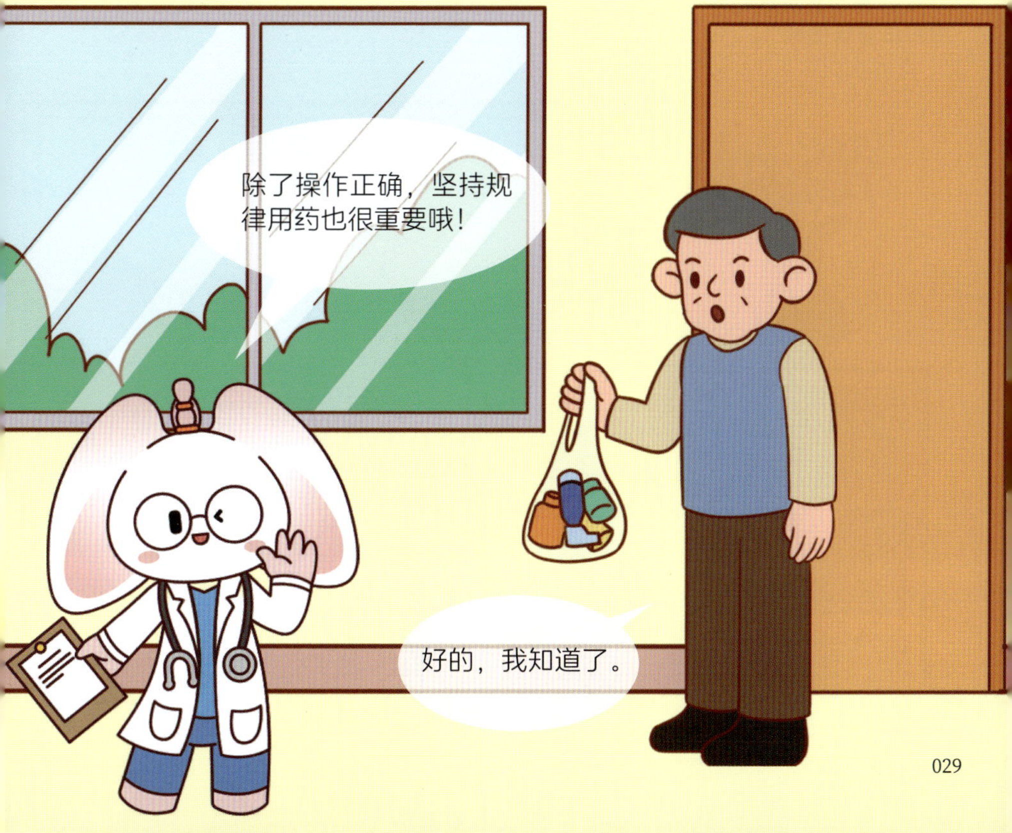

除了操作正确，坚持规律用药也很重要哦！

好的，我知道了。

多剂量干粉吸入器的使用方法

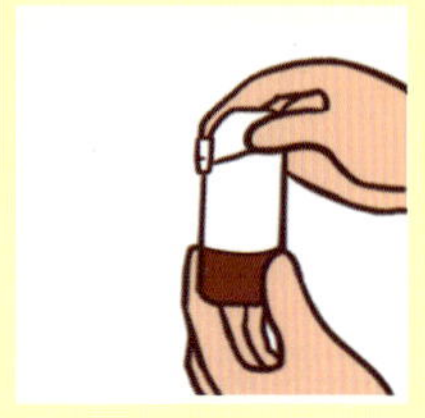

1. 旋转并拔出瓶盖，确保红色旋柄在下方。

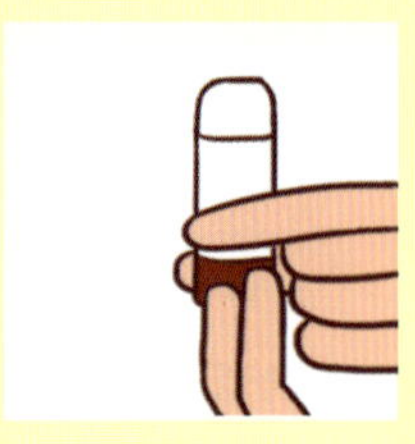

2. 垂直握住装置，旋转红色旋柄到底，再旋转返回原位。

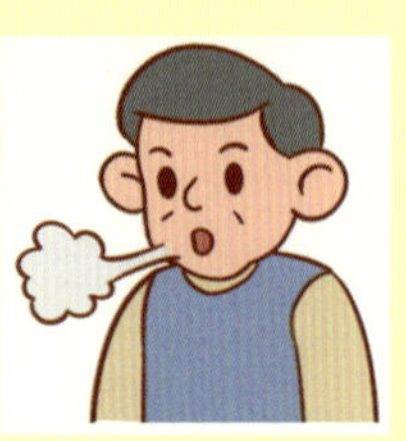

3. 呼出肺部气体（不可对着吸嘴呼气）。

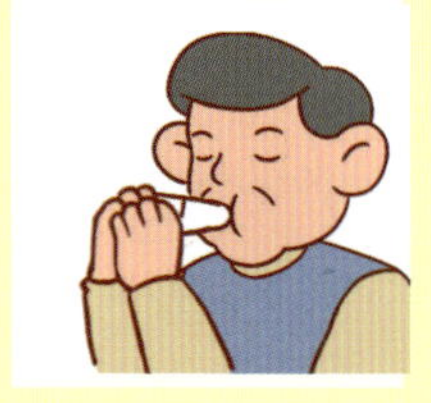

4. 嘴巴完全包住吸嘴，用力且深长地吸气。

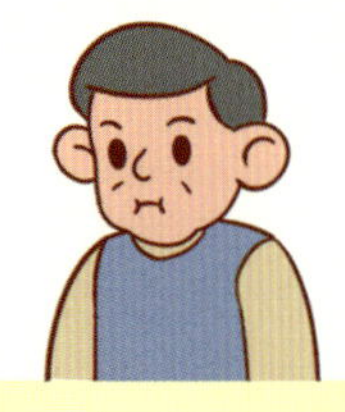

5. 屏气约 5 秒。

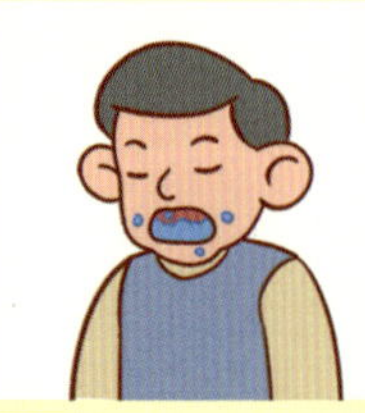

6. 漱口。

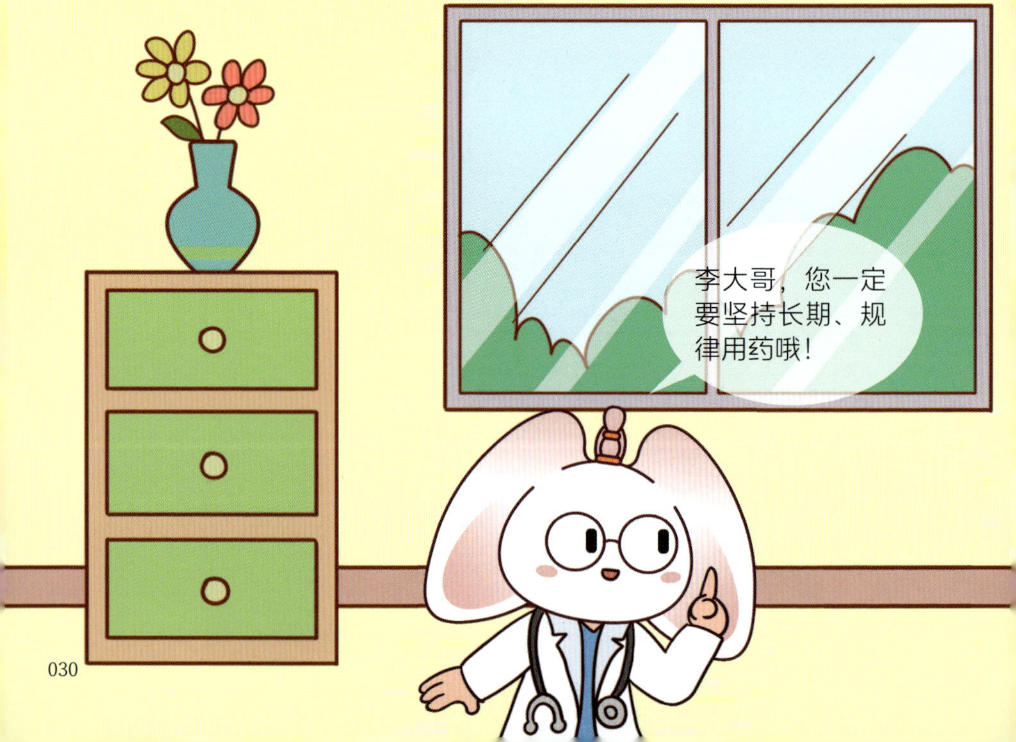

李大哥，您一定要坚持长期、规律用药哦！

一些患者擅自停药的原因

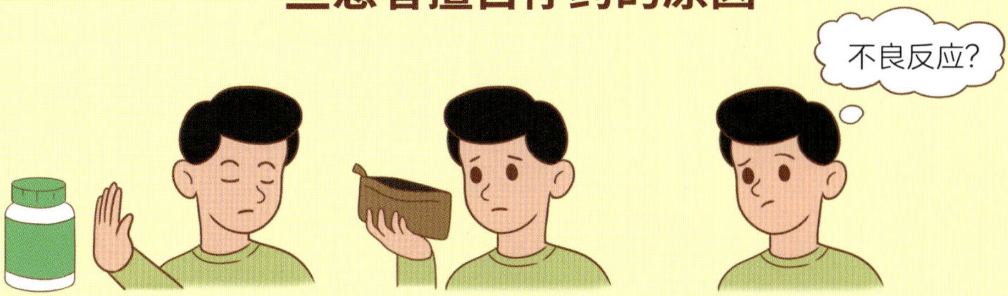

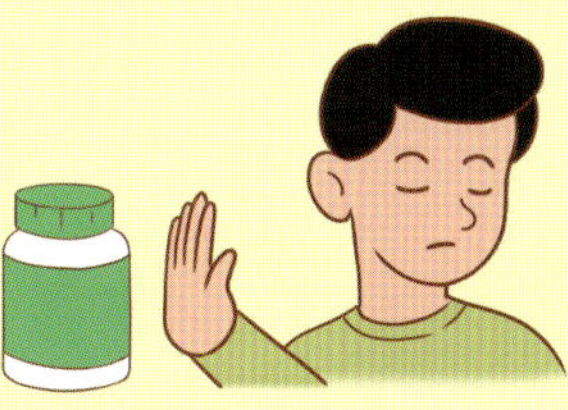

1. 认为没有症状就代表病好了，不再继续用药。

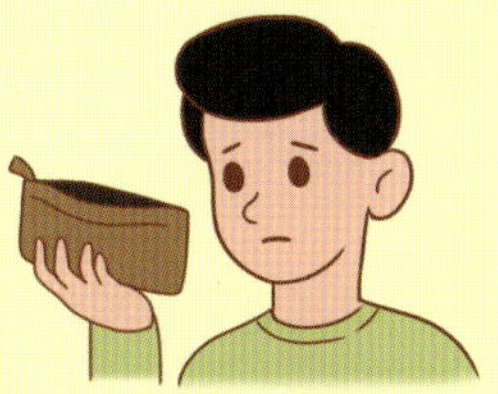

2. 出于经济原因，擅自减少药物使用次数。

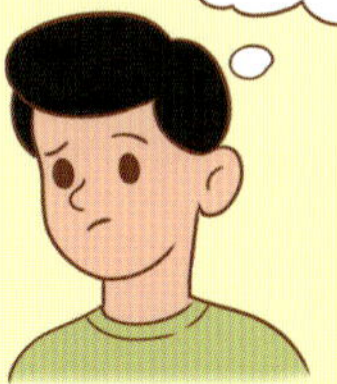

3. 担心长期使用药物有不良反应。

不坚持规律用药的危害

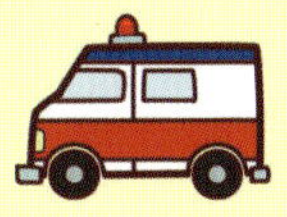

1. 急性加重发作频率升高。

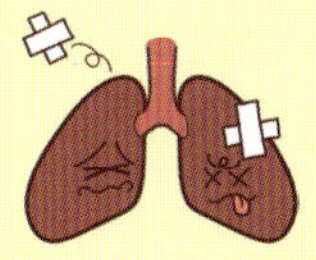

2. 肺功能下降。

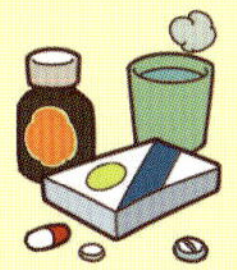

3. 症状反复发作。

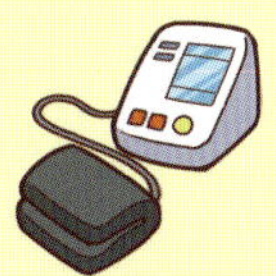

4. 引发其他急性并发症。

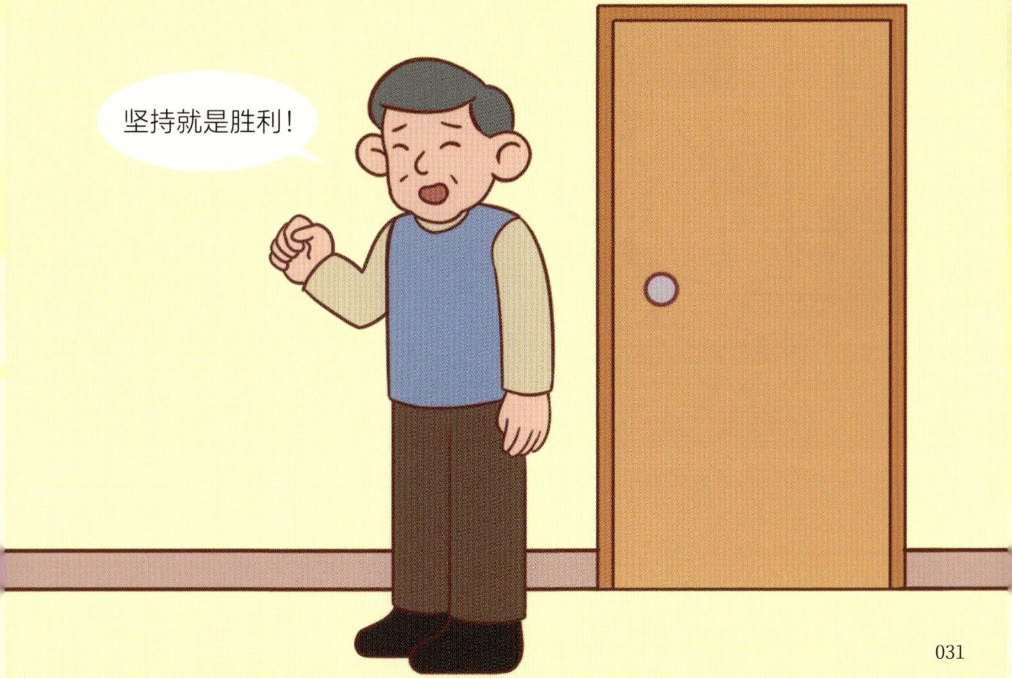

坚持就是胜利！

第四章

当心！别让慢性阻塞性肺疾病急性加重

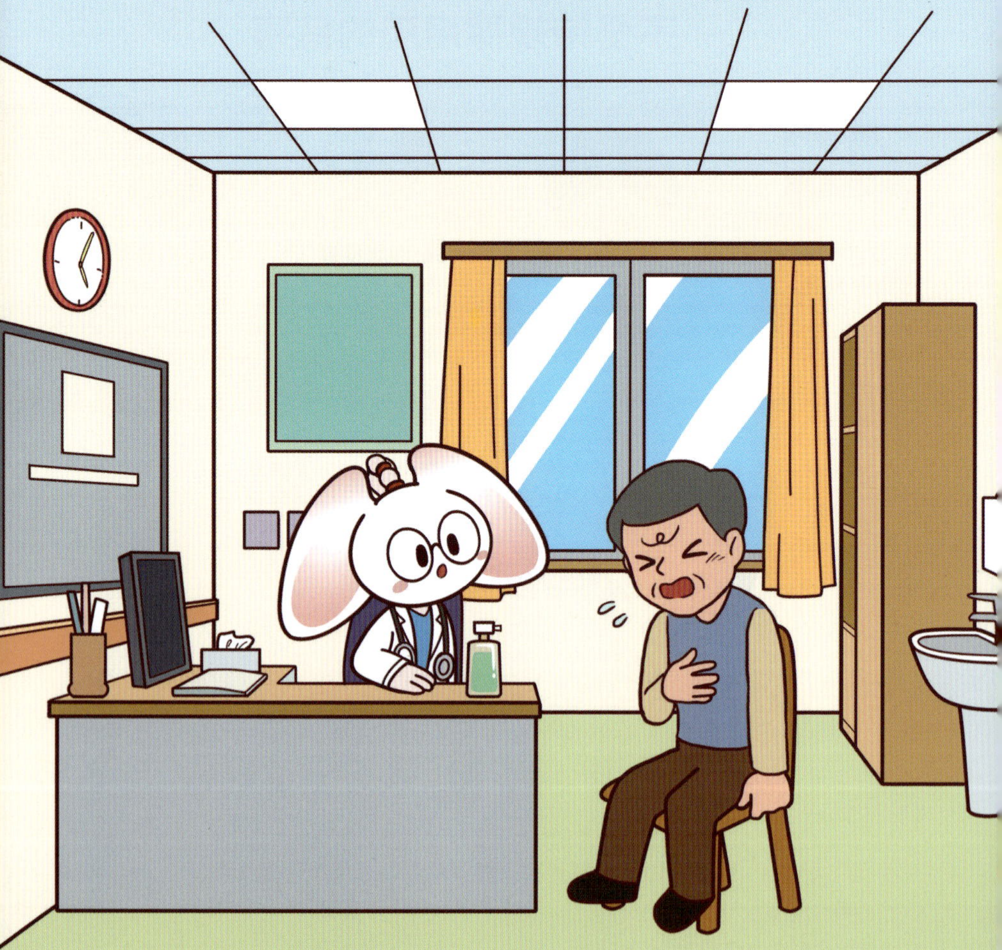

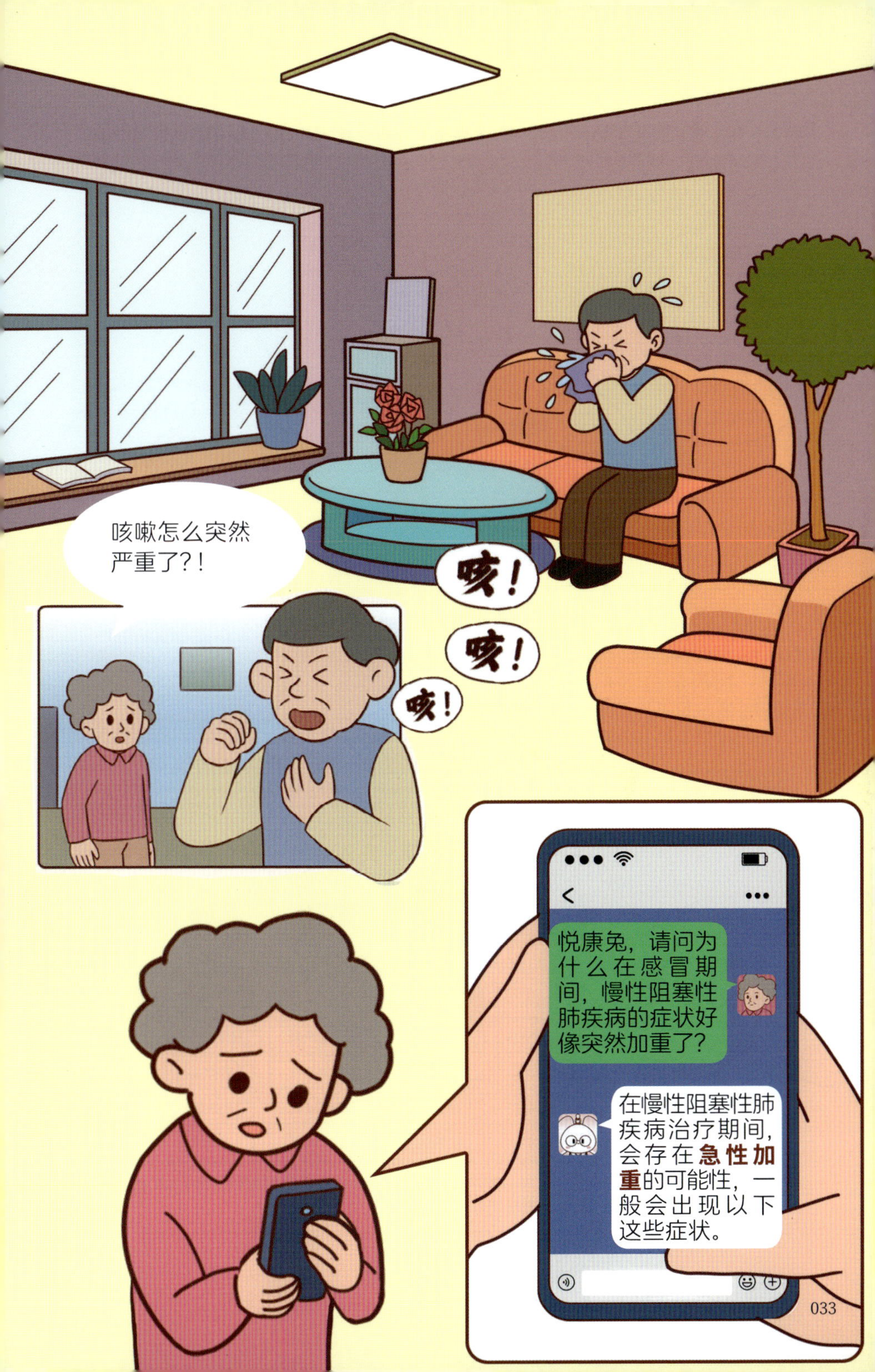
咳嗽怎么突然
严重了?!
咳!
咳!
咳!
悦康兔，请问为什么在感冒期间，慢性阻塞性肺疾病的症状好像突然加重了?
在慢性阻塞性肺疾病治疗期间，会存在**急性加重**的可能性，一般会出现以下这些症状。

慢性阻塞性肺疾病急性加重都会出现哪些症状

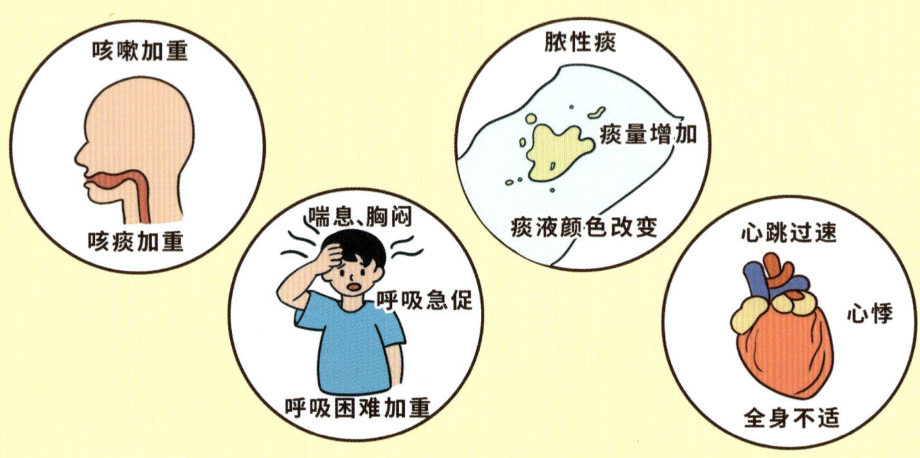

患者可以先在家中进行自测，判断是否出现急性加重的情况。
如实回答，不要隐瞒！

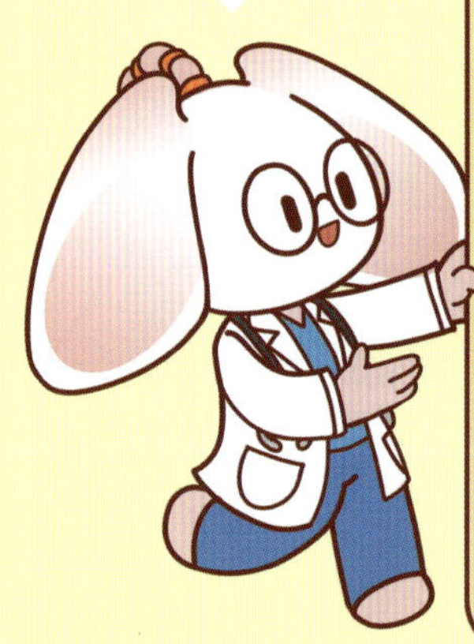

慢性阻塞性肺疾病急性加重识别卡

咳嗽加重	痰量增加	感觉吸进去的空气不够用	喘气费力	活动受限
☐和平常一样	☐和平常一样	☐和平常一样	☐和平常一样	☐和平常一样
☐轻微加重	☐轻微加重	☐轻微加重	☐轻微加重	☐轻微加重
☐中度加重	☐中度加重	☐中度加重	☐中度加重	☐中度加重
☐重度加重	☐重度加重	☐重度加重	☐重度加重	☐重度加重

注：请根据真实症状，在最能反映您当时加重情况的选项上打✓，每列症状只能标记1个选项。

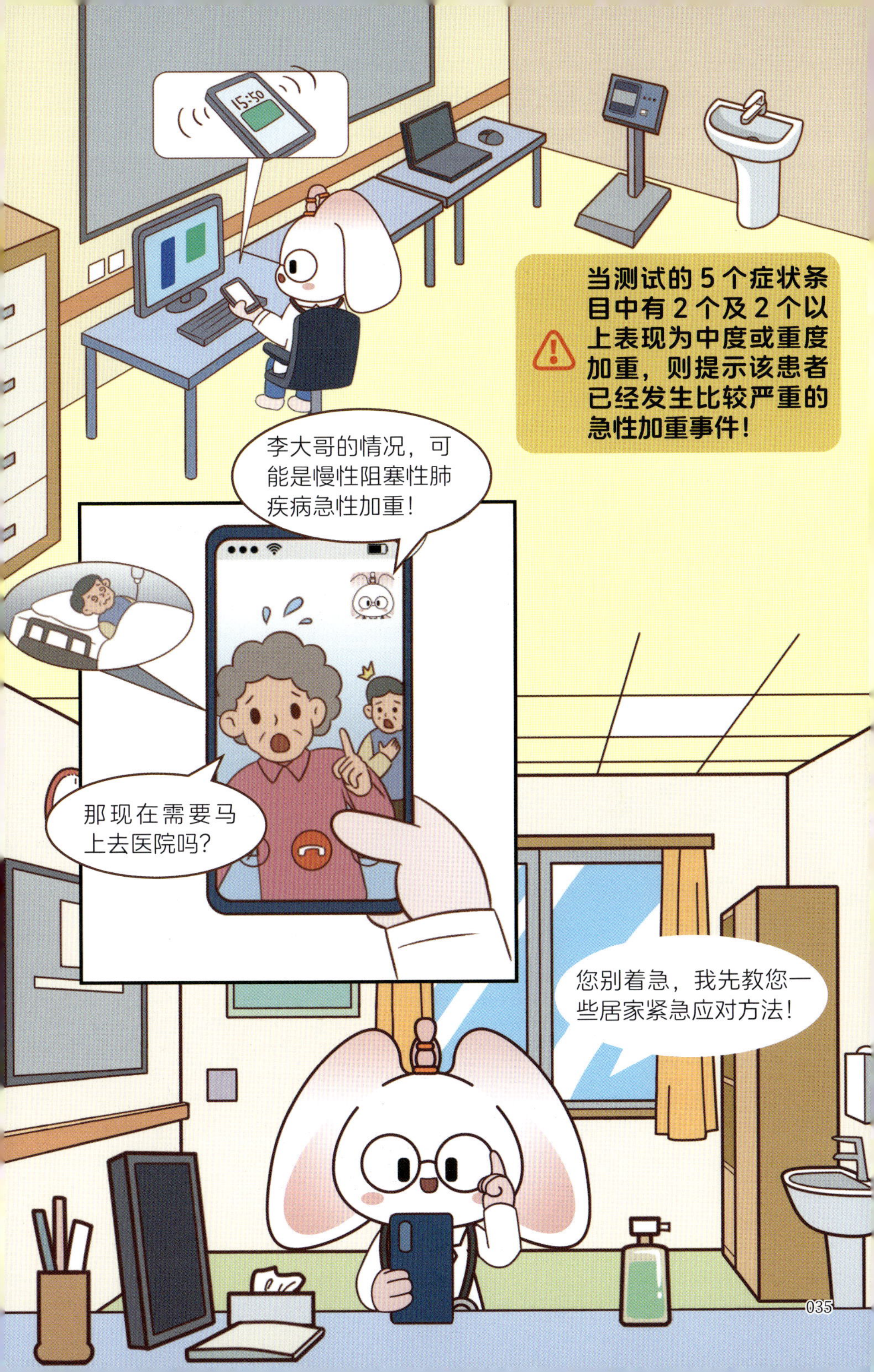
15:50
当测试的5个症状条目中有2个及2个以上表现为中度或重度加重，则提示该患者已经发生比较严重的急性加重事件！
李大哥的情况，可能是慢性阻塞性肺疾病急性加重！
那现在需要马上去医院吗？
您别着急，我先教您一些居家紧急应对方法！

慢性阻塞性肺疾病急性加重时的居家紧急应对方法

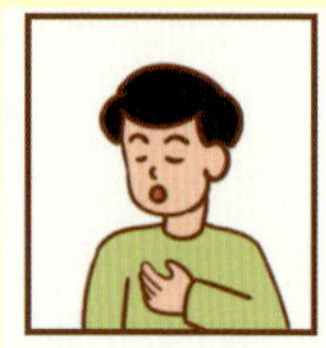

1. 避免过于激动和剧烈活动。

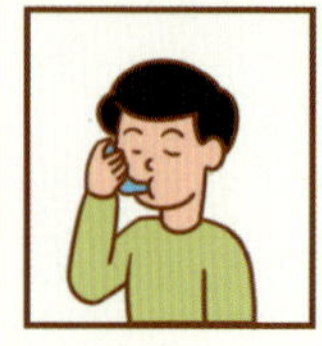

2. 使用支气管扩张药。

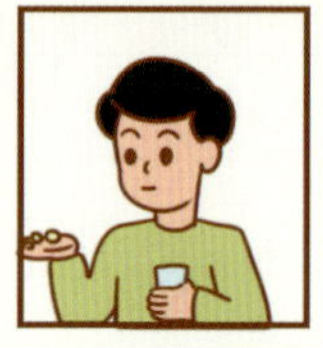

3. 在医生的指导下使用口服抗炎药（不建议长期使用）。

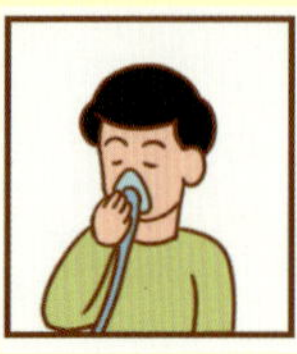

4. 家中如有制氧设备，可以先吸氧。

如果出现以下症状，请务必到医院就诊！

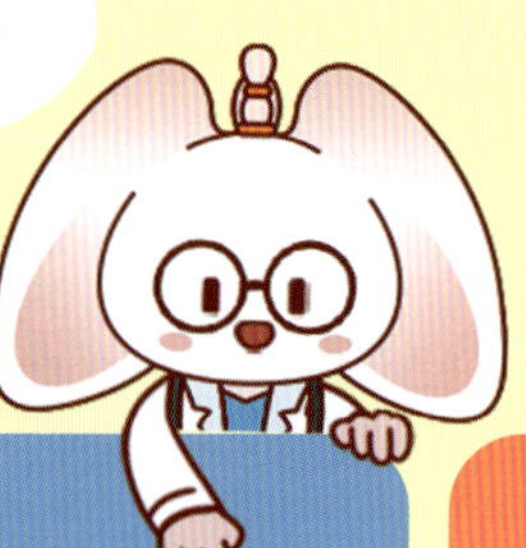

1. 急剧加重的气短或喘息。
2. 新发胸痛。
3. 发热。
4. 口唇或指 / 趾端发绀（因身体缺少氧气而致嘴唇及指 / 趾端呈现青紫色）。
5. 腿部或腹部肿胀。
6. 自身存在严重合并症。
7. 意识模糊、瞌睡。

1. 窒息。
2. 呼吸困难，无法表述完整的句子。
3. 剧烈胸痛 / 胸痛急剧加重。

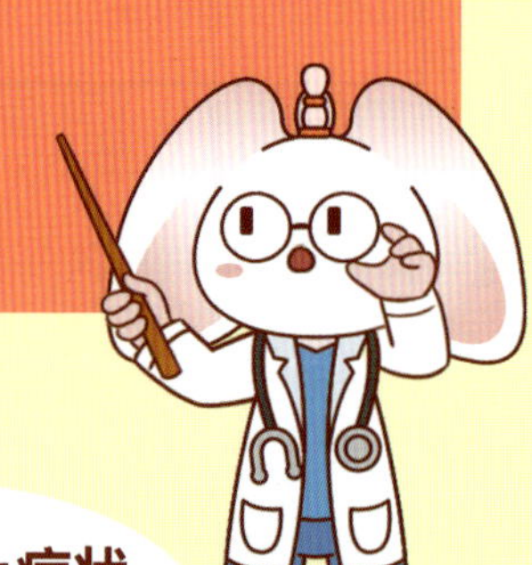

如果出现以上症状，务必尽快就诊或拨打 120 急救电话！

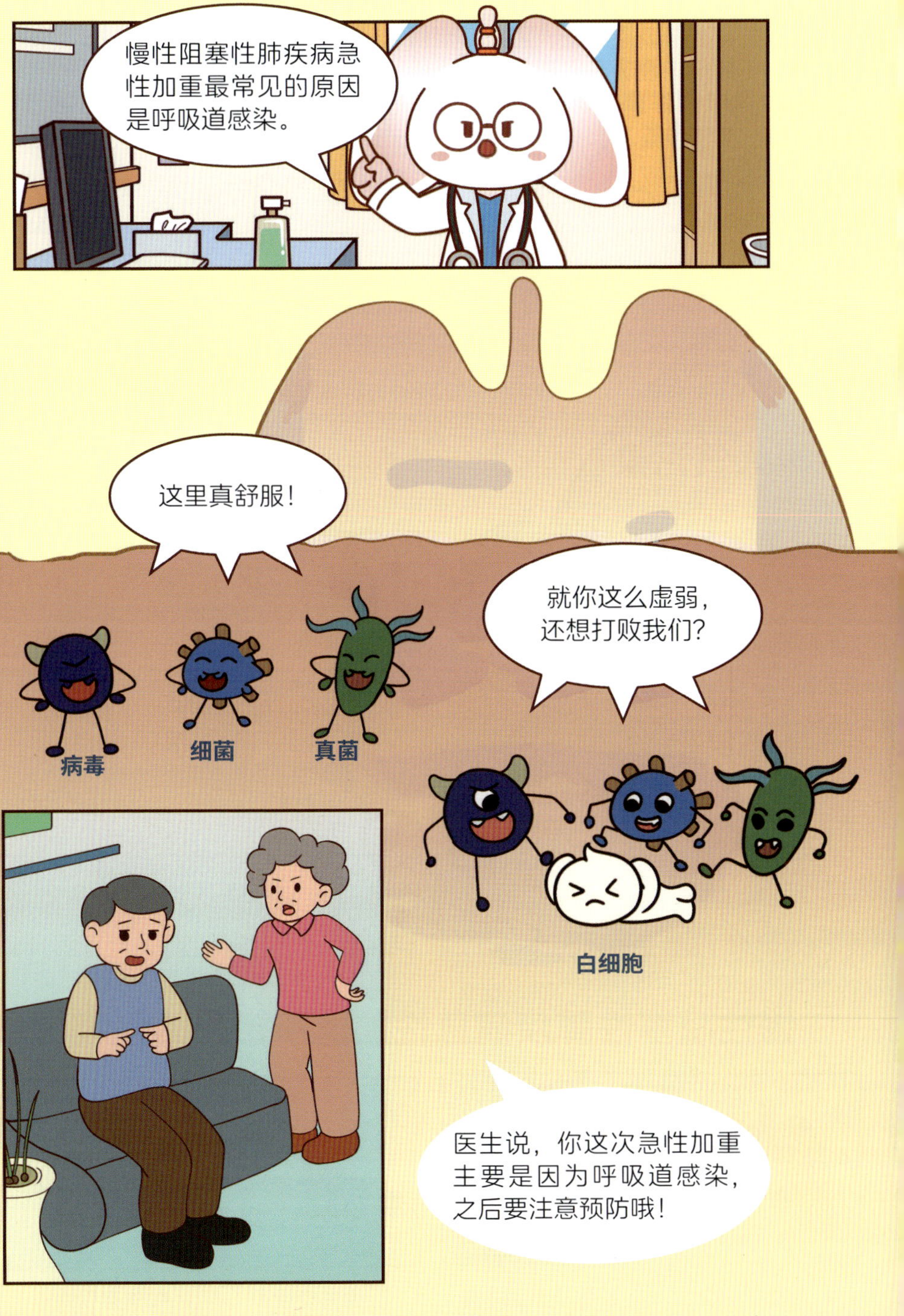

慢性阻塞性肺疾病急性加重最常见的原因是呼吸道感染。

这里真舒服！

就你这么虚弱，还想打败我们？

病毒

细菌

真菌

白细胞

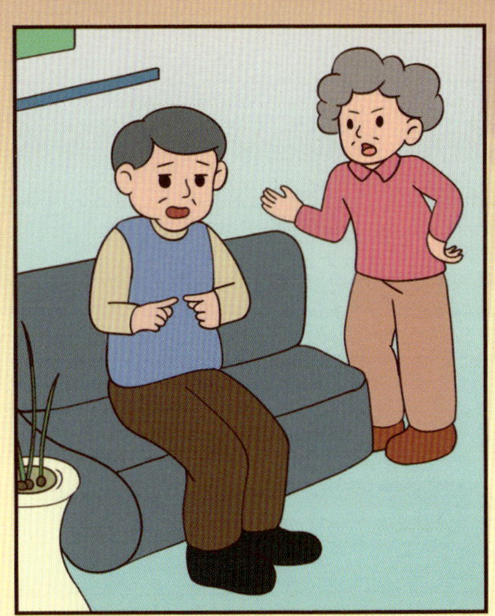

医生说，你这次急性加重主要是因为呼吸道感染，之后要注意预防哦！

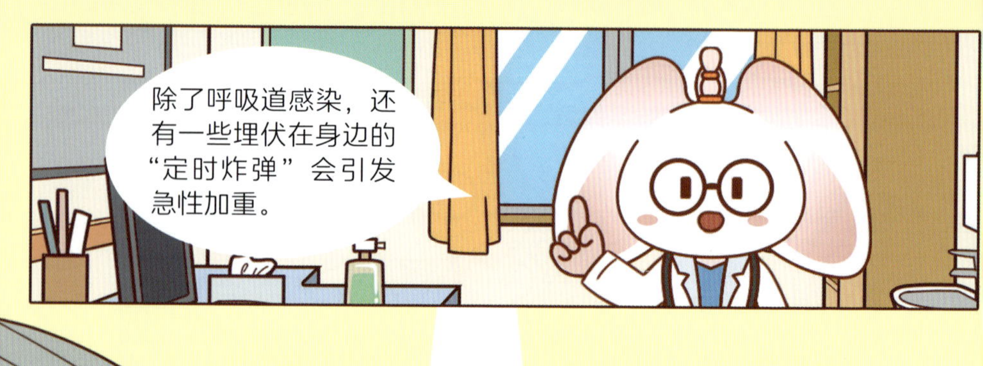

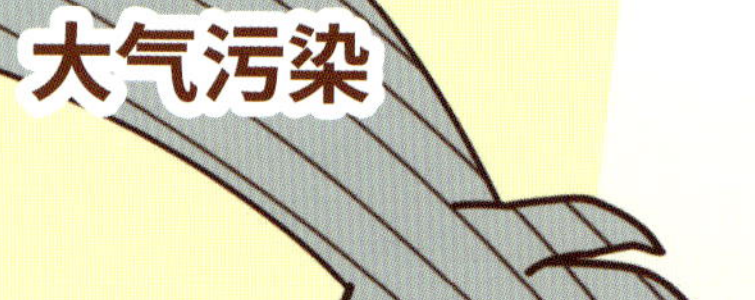

除了呼吸道感染，还
有一些埋伏在身边的
“定时炸弹”会引发
急性加重。

大气污染

不良生活习惯

突如其来的
气候变化

自身基础疾病

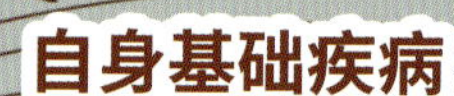

慢性阻塞性肺疾病急性加重所带来的危害

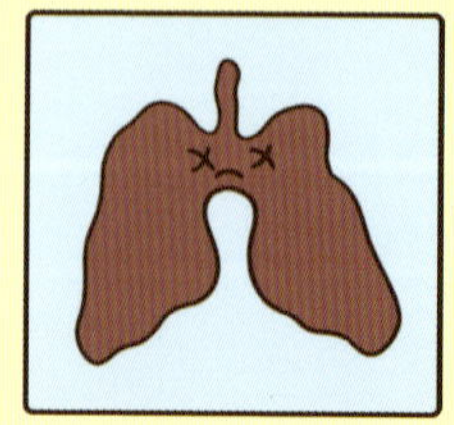

1. 肺功能恶化

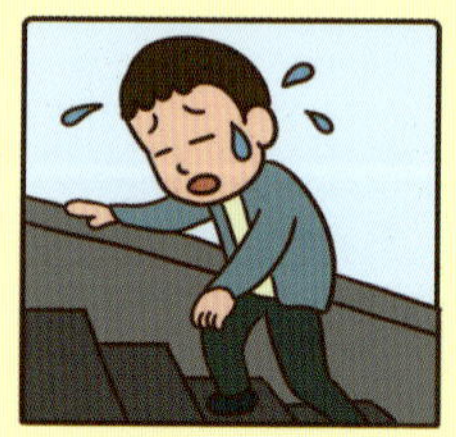

2. 生活质量下降

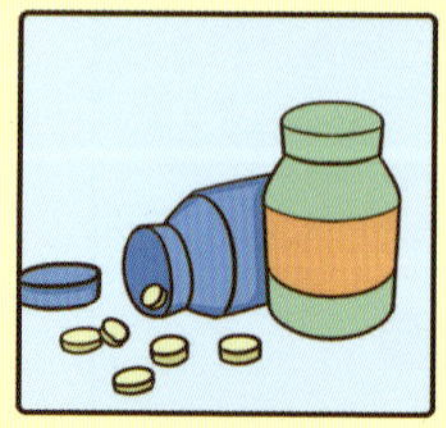

3. 合并症增多

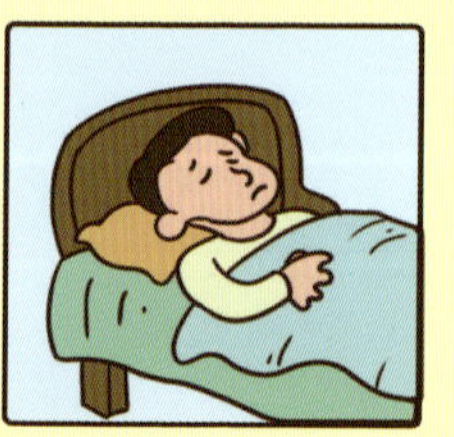

4. 生存期缩短

避免慢性阻塞性肺疾病急性加重，需要注重预防。
和我一起在这首预防曲中，牢记慢性阻塞性肺疾病的预防要点吧！

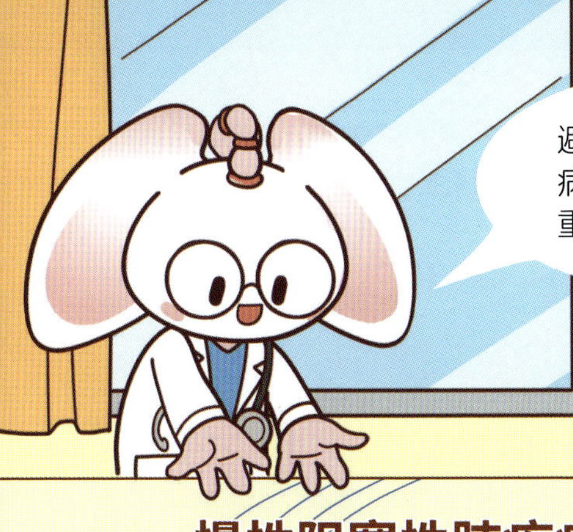

慢性阻塞性肺疾病急性加重预防曲

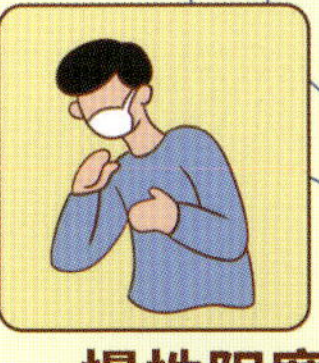

慢性阻塞性肺疾病，急加重，难以呼吸来势凶。

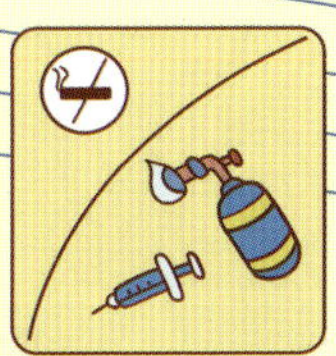

想远离，必预防，戒烟、氧疗、疫苗帮。

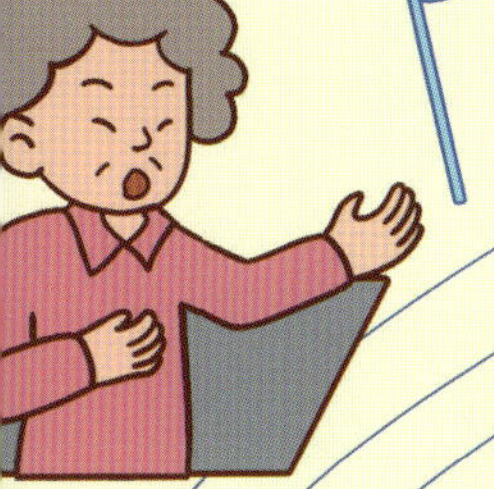

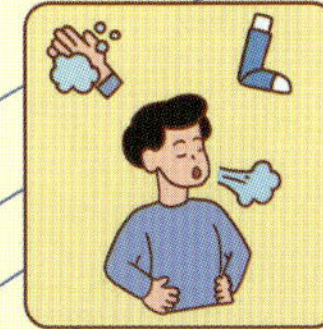

爱卫生，舒缓通，强身健体齐管控。

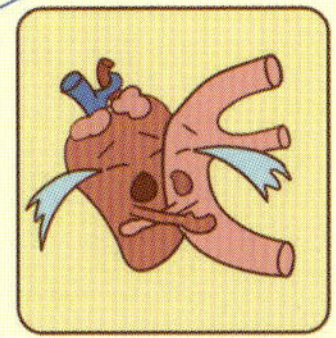

合并症，来拖累，迟迟不治生命危。

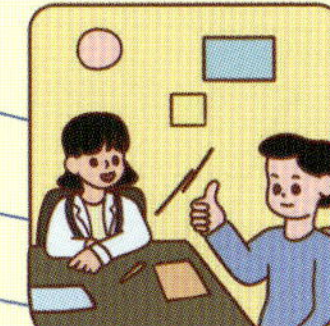

遵医嘱，别耽误，规律用药肺舒服。

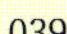

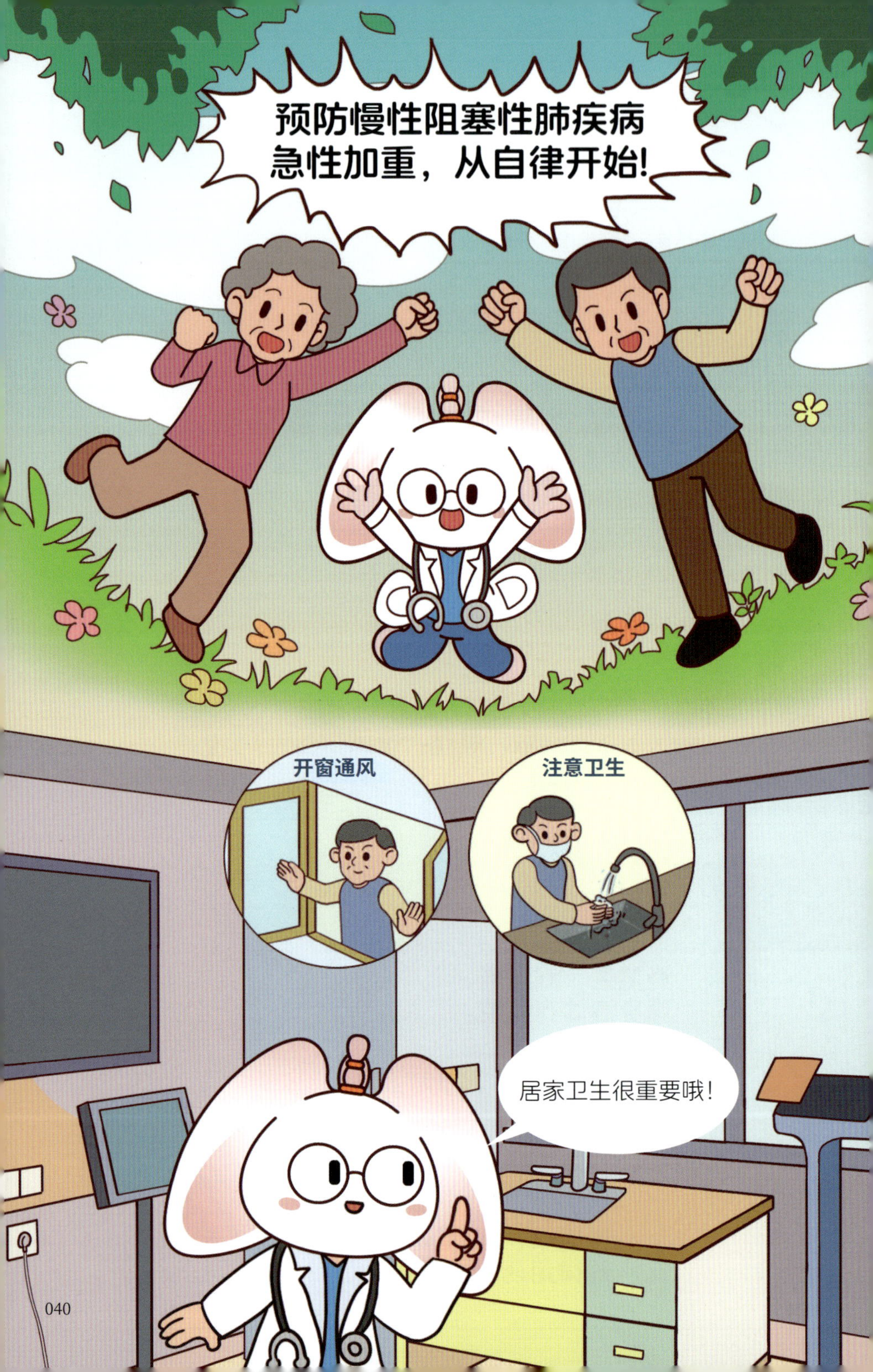
预防慢性阻塞性肺疾病
急性加重，从自律开始!
开窗通风
注意卫生
居家卫生很重要哦!

第五章

不可忽视的慢性阻塞性肺疾病合并症

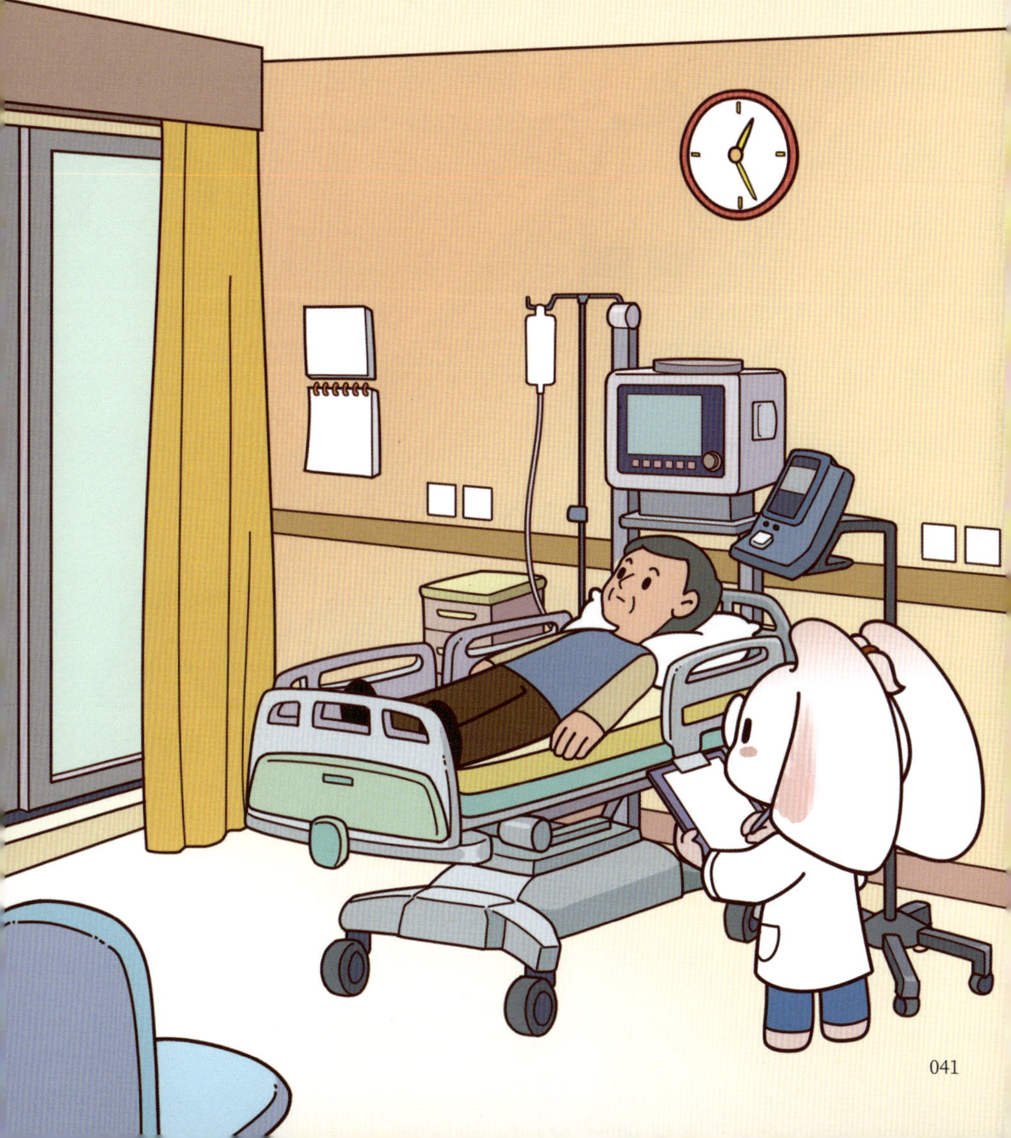

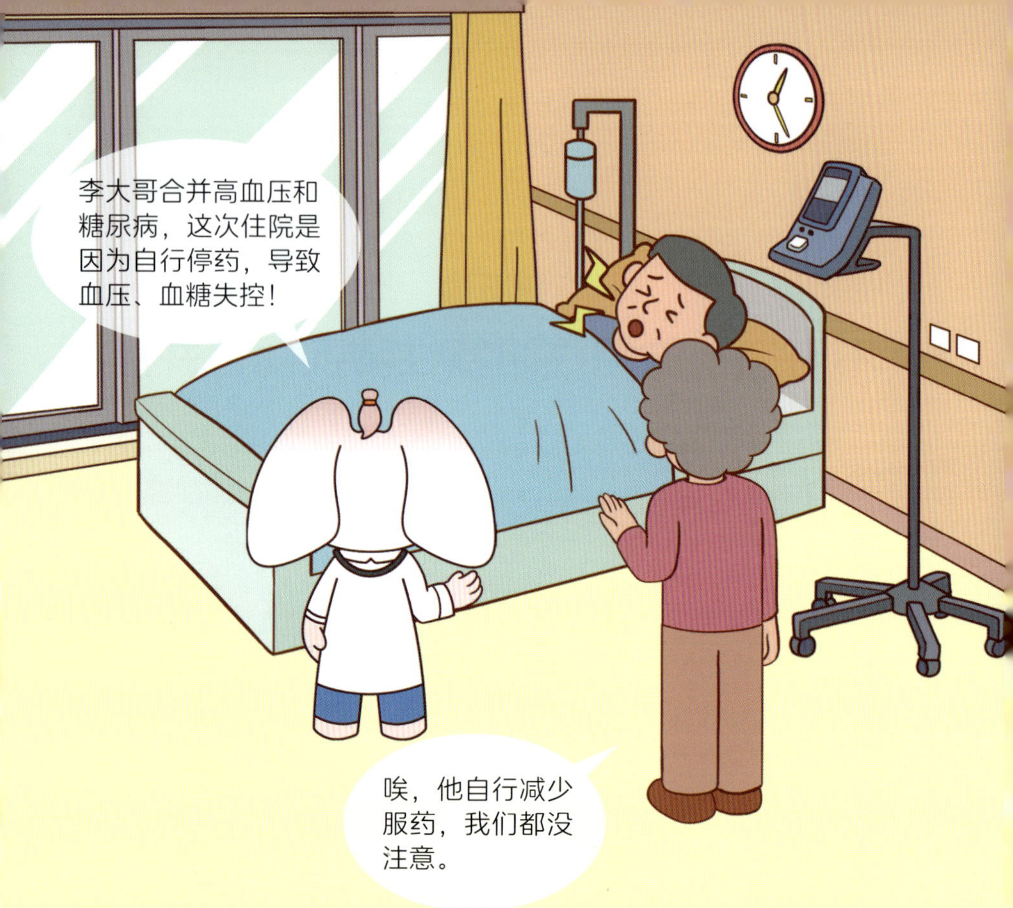

李大哥合并高血压和糖尿病，这次住院是因为自行停药，导致血压、血糖失控！

唉，他自行减少服药，我们都没注意。

慢性阻塞性肺疾病的合并症

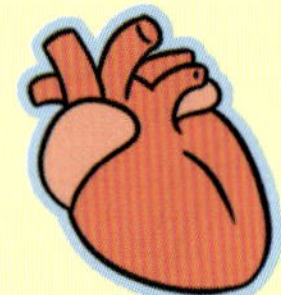

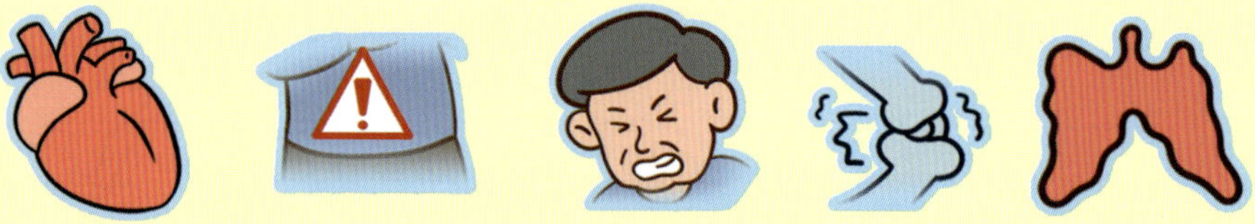

1. 心血管疾病

2. 代谢综合征和糖尿病

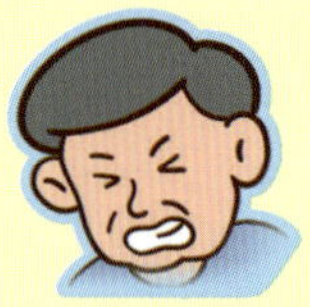

3. 焦虑症与抑郁症

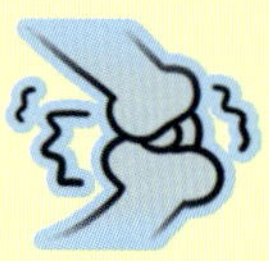

4. 骨质疏松

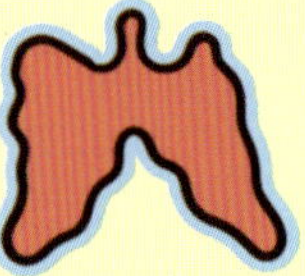

5. 原发性肺癌

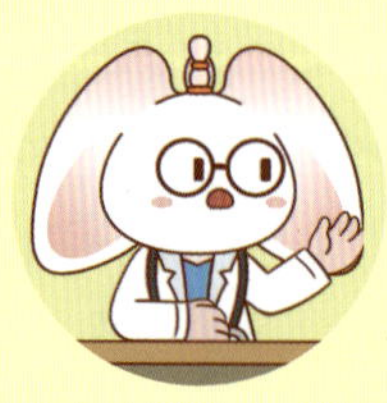

很多慢性阻塞性肺疾病患者存在 1 种或 1 种以上合并症。

慢性阻塞性肺疾病合并心血管疾病的患病率高达 50%。

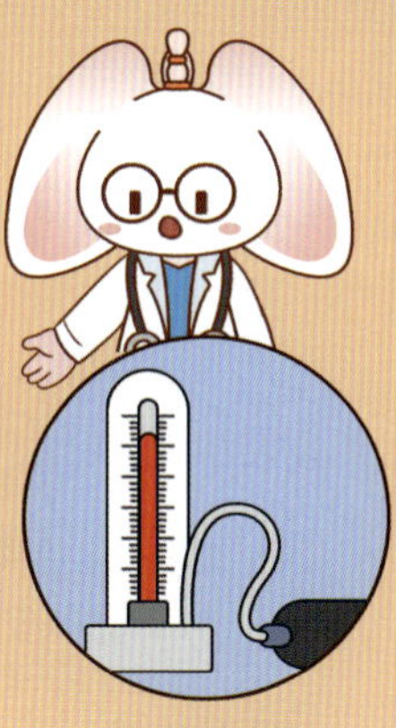

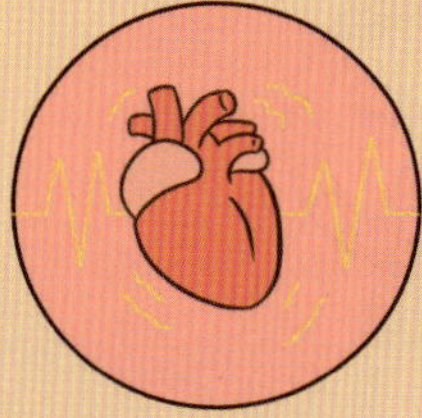

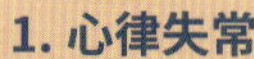

1. 心律失常

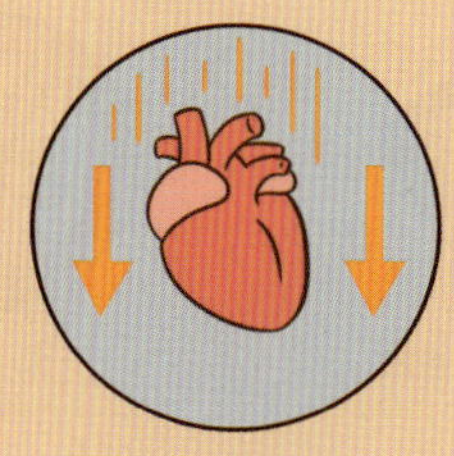

2. 心力衰竭

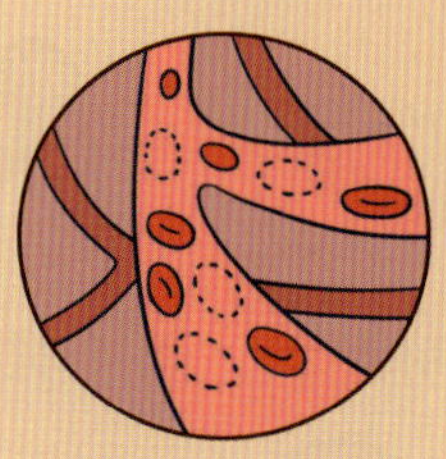

3. 缺血性心脏病

4. 高血压

呼吸系统和心血管系统密切相关。

慢性阻塞性肺疾病和心血管疾病共同的发病风险因素如下。

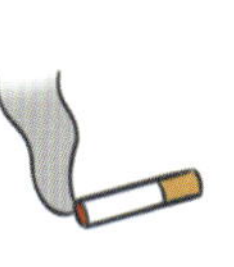

吸烟

炎症

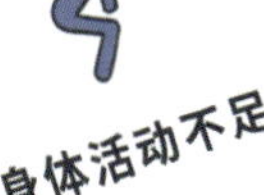

年老

身体活动不足

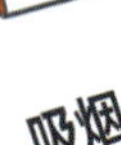

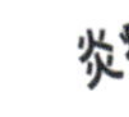

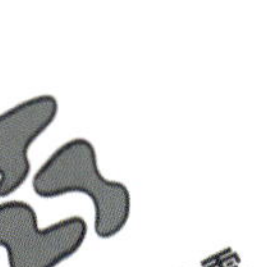

空气污染暴露

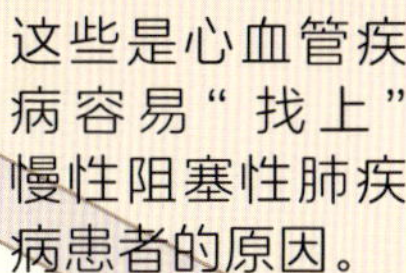

这些是心血管疾病容易“找上”慢性阻塞性肺疾病患者的原因。

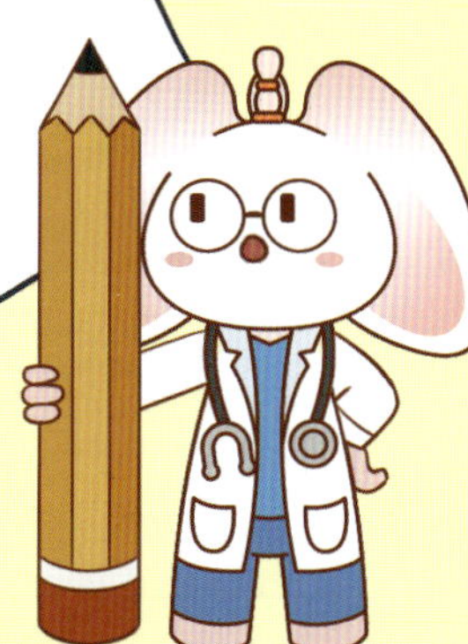

常见合并症的日常管理

慢性阻塞性肺疾病合并心血管疾病

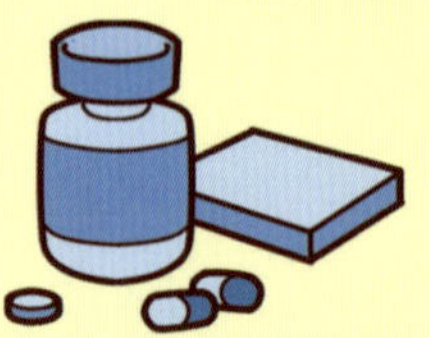

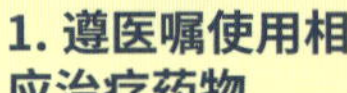

1. 遵医嘱使用相应治疗药物

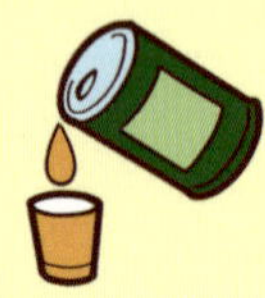

2. 控制饮酒量

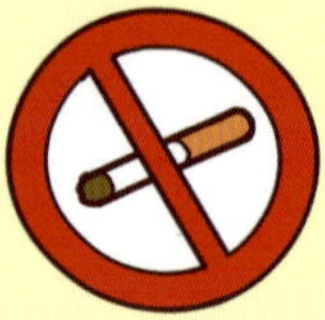

3. 戒烟

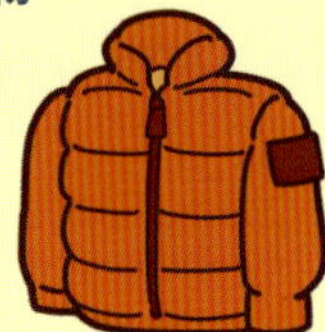

4. 避免着凉

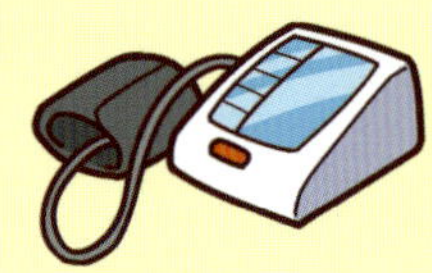

5. 将血压、血脂水平控制在合理范围内

慢性阻塞性肺疾病合并代谢综合征和糖尿病

控制血糖是老年慢性阻塞性肺疾病合并糖尿病患者治疗的关键。

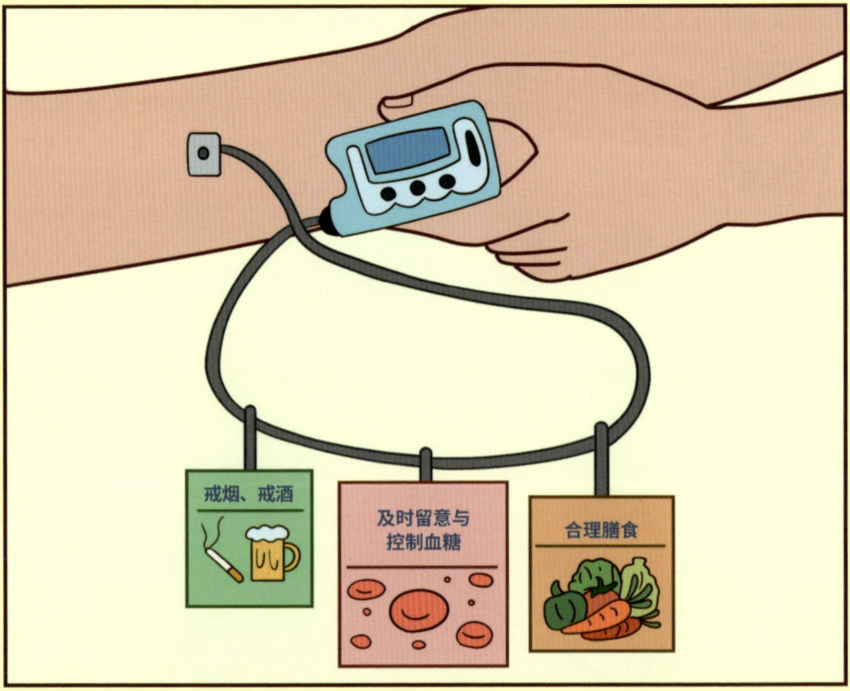

戒烟、戒酒

及时留意与控制血糖

合理膳食

慢性阻塞性肺疾病合并焦虑症与抑郁症

多数患者长期饱受病痛的煎熬，
易患焦虑症与抑郁症。

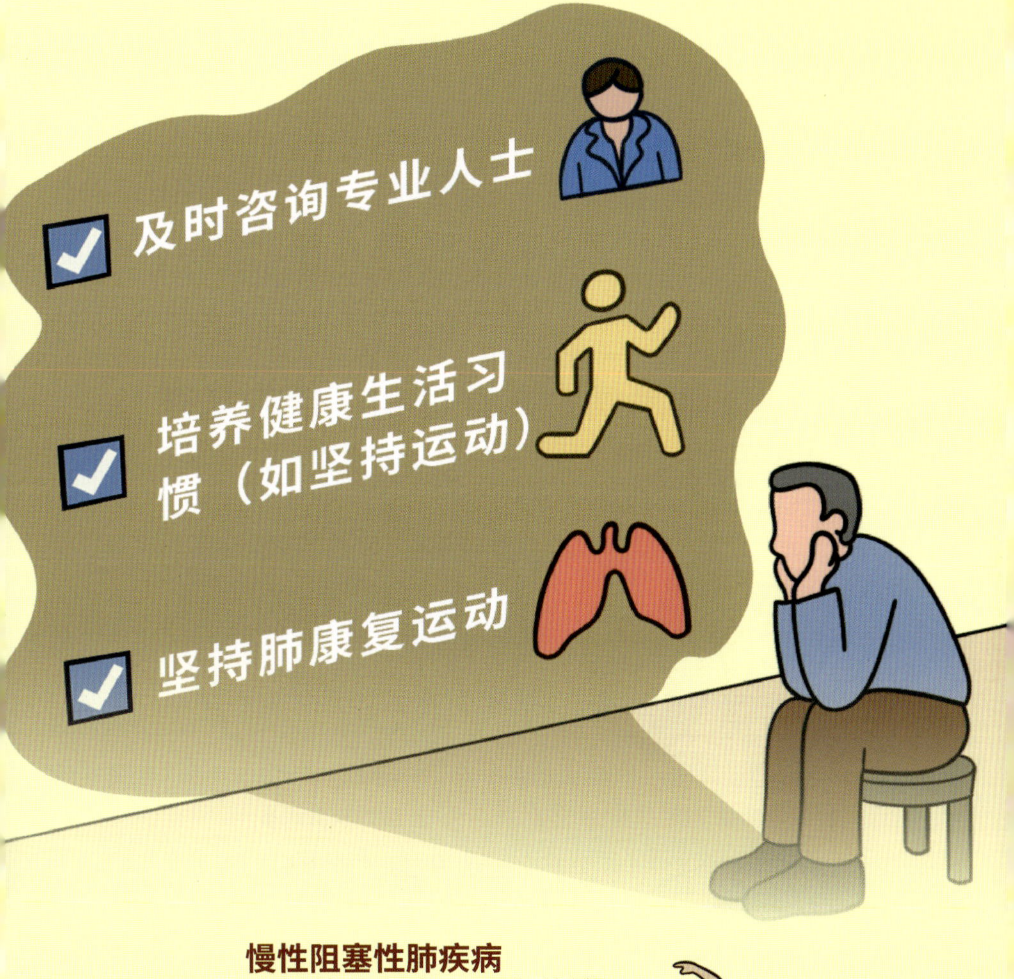

及时咨询专业人士

培养健康生活习惯（如坚持运动）

坚持肺康复运动

慢性阻塞性肺疾病合并营养不良、肌肉萎缩

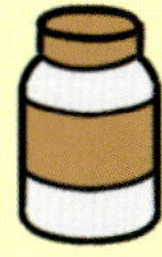

1. 合理补充营养

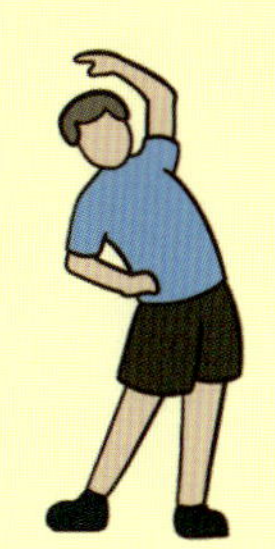

2. 积极进行康复训练

其他需要警惕的
慢性阻塞性肺疾
病合并症见右侧。

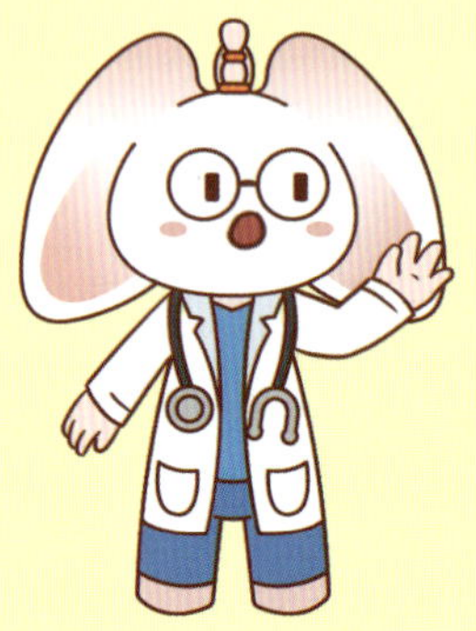

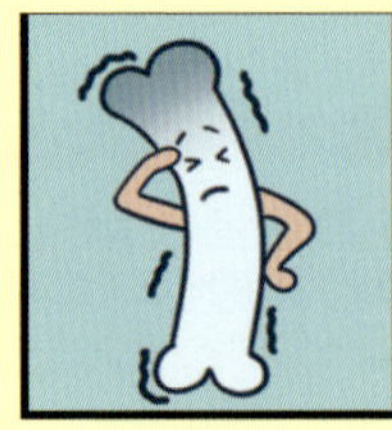

骨质疏松

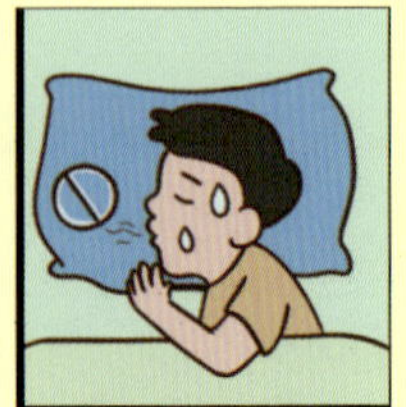

阻塞性睡眠
呼吸暂停

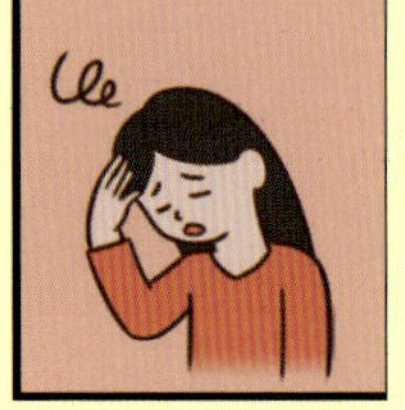

贫血

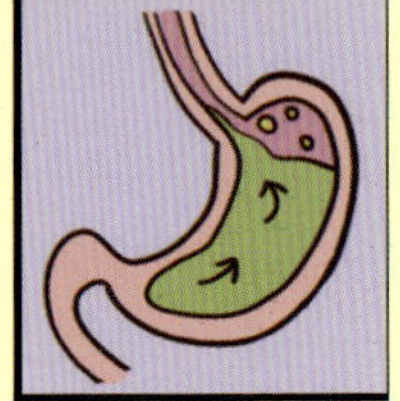
胃食管反流

慢性阻塞性肺疾病合并症控制不佳的危害

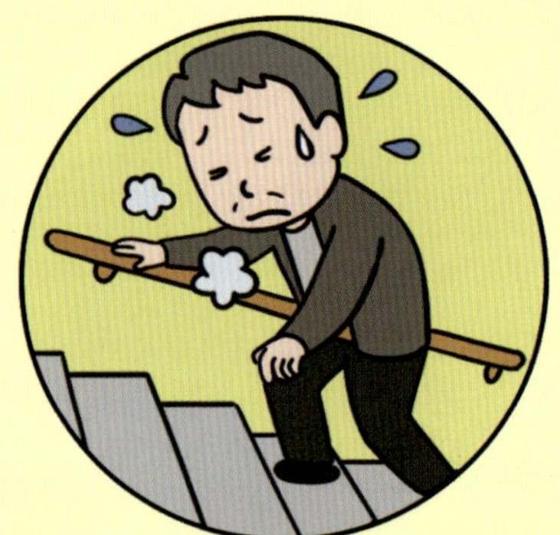

1. 生活质量下降

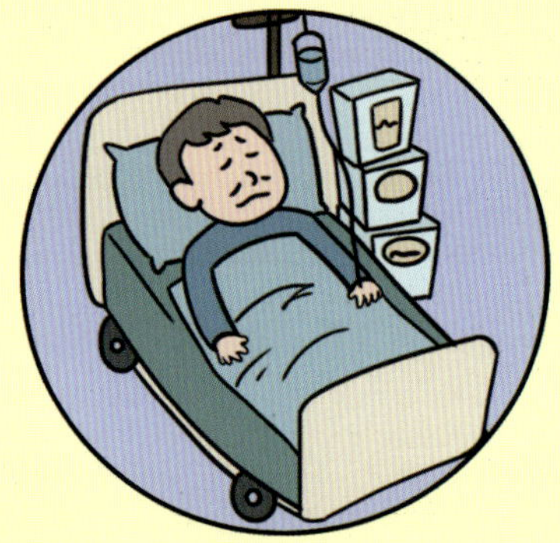
2. 住院次数增多

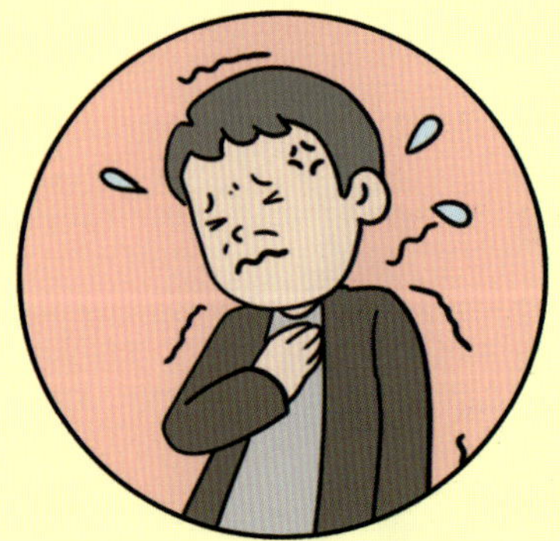

3. 引发其他疾病

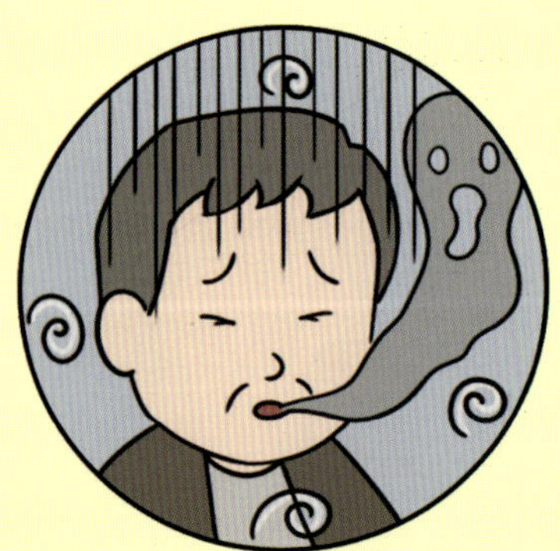

4. 死亡风险增加

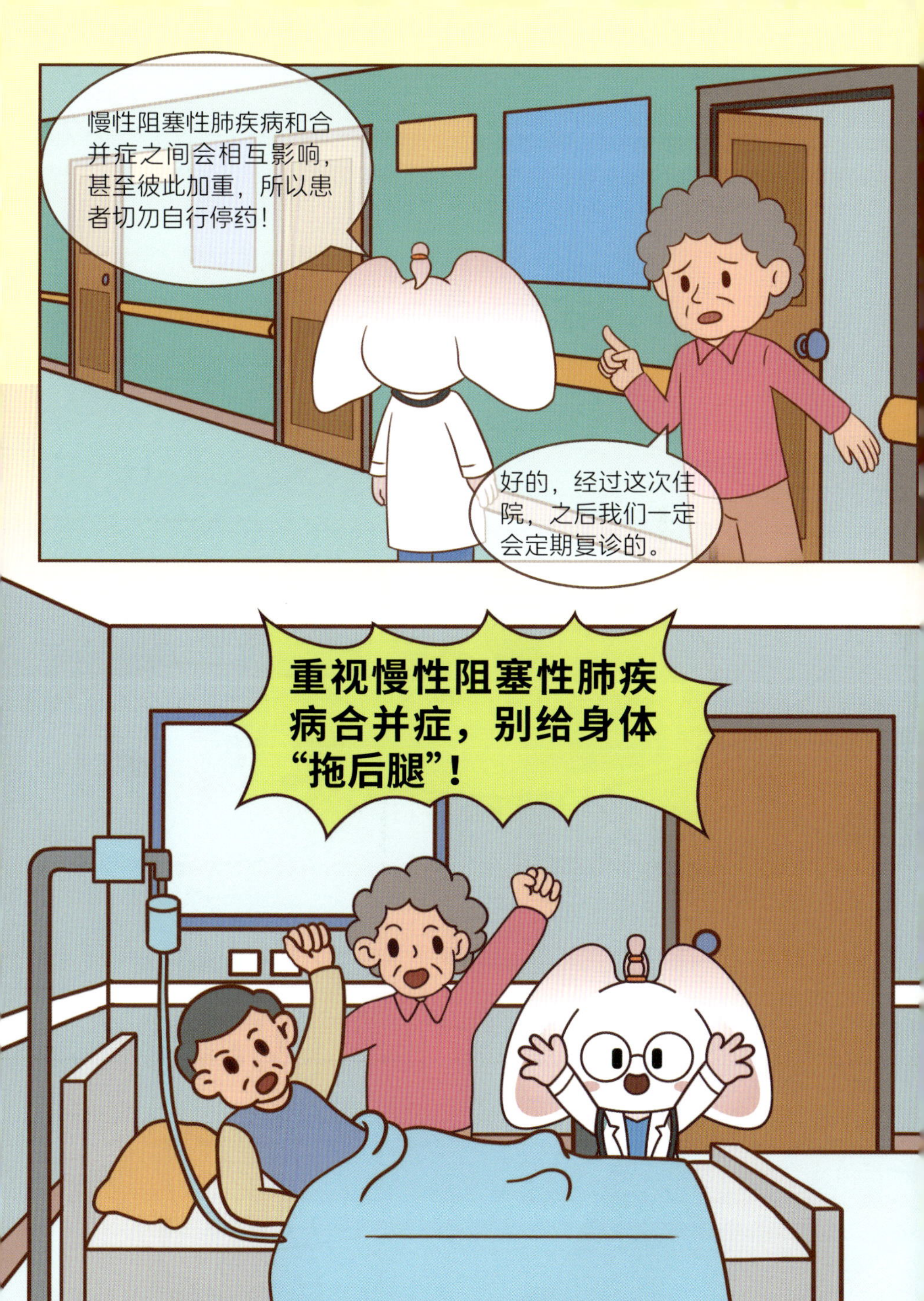
慢性阻塞性肺疾病和合
并症之间会相互影响，
甚至彼此加重，所以患
者切勿自行停药！
好的，经过这次住
院，之后我们一定
会定期复诊的。
重视慢性阻塞性肺疾
病合并症，别给身体
“拖后腿”！

第六章
对烟瘾说“不”

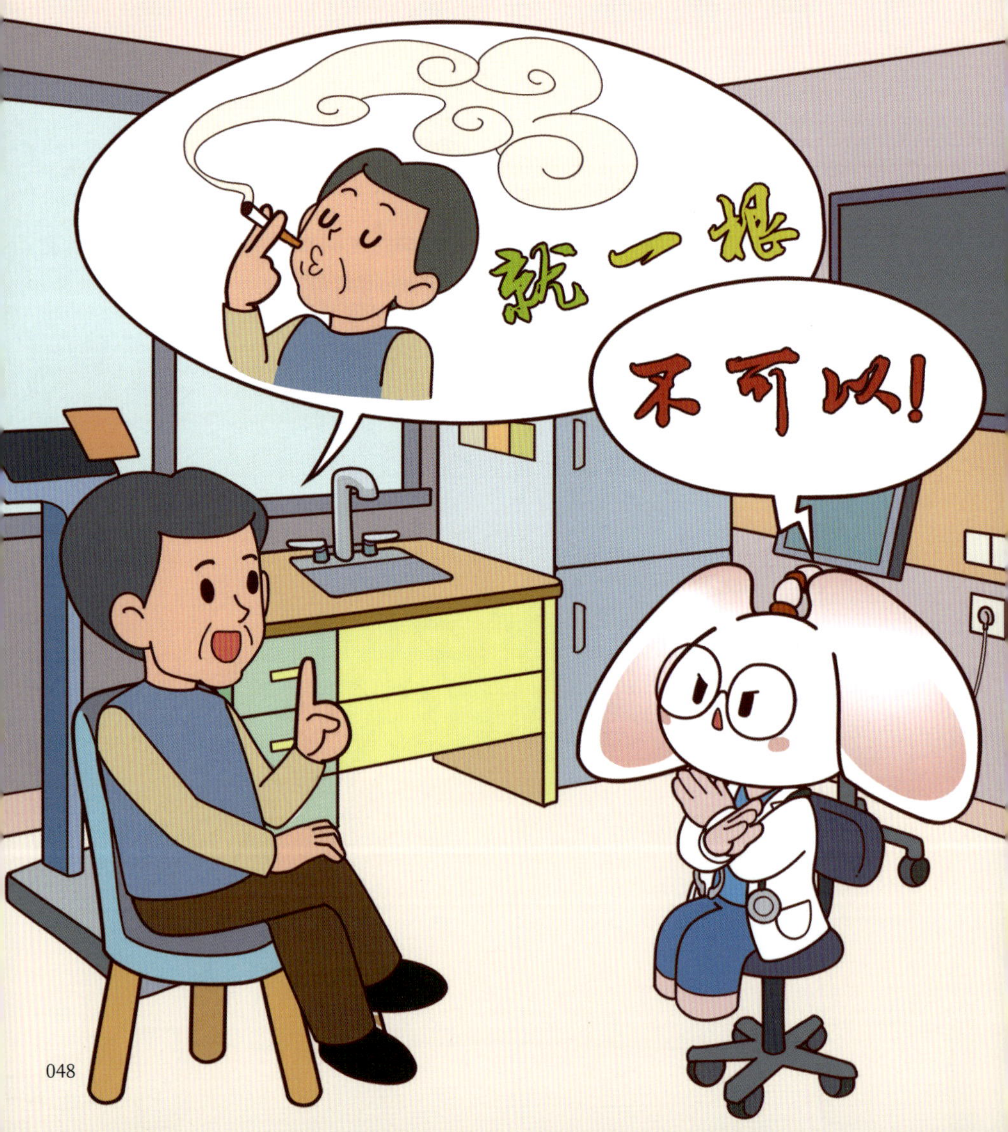

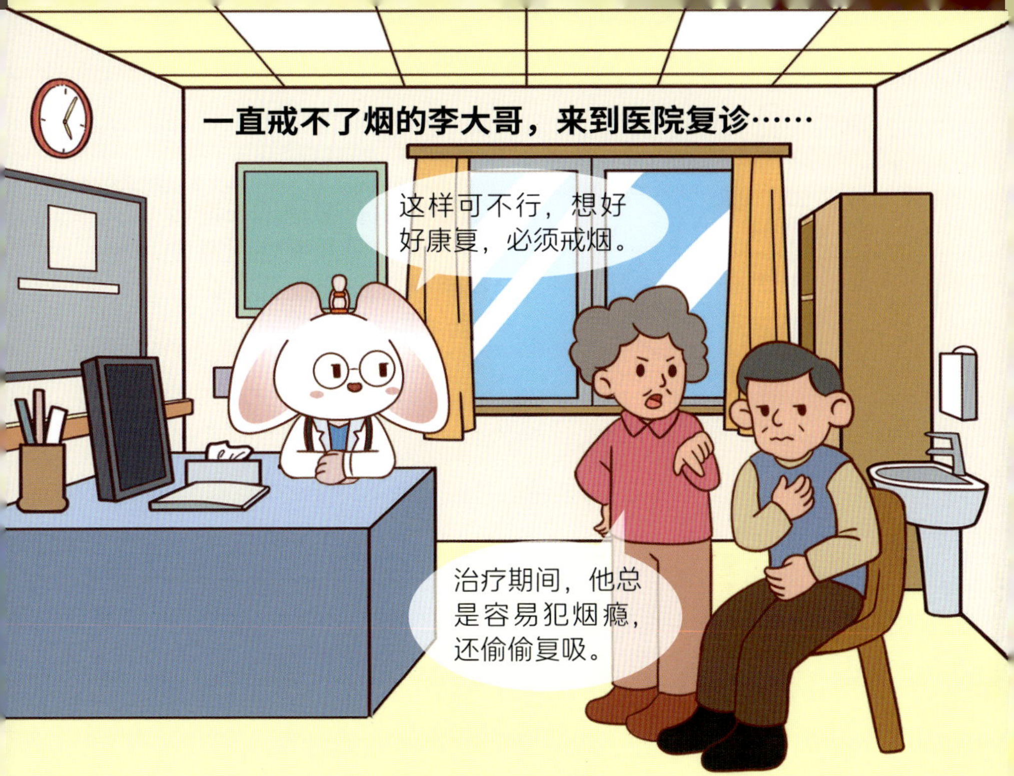

一直戒不了烟的李大哥，来到医院复诊……

这样可不行，想好好康复，必须戒烟。

治疗期间，他总是容易犯烟瘾，还偷偷复吸。

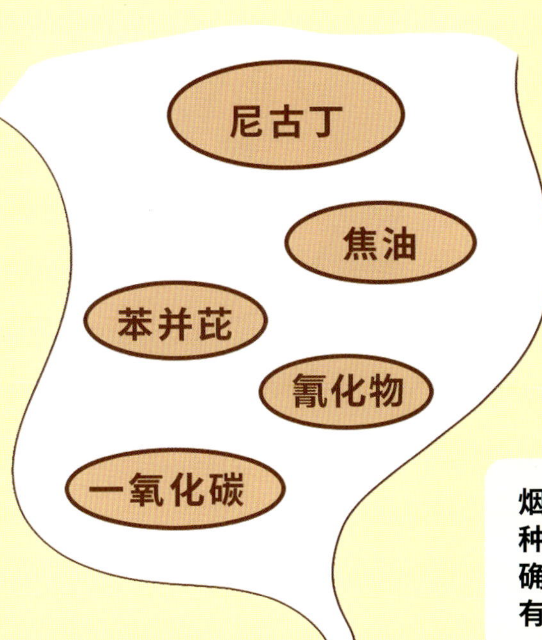

烟草中含有 7 000 多种化学物质，其中明确或可疑的有害物质有 60 多种。

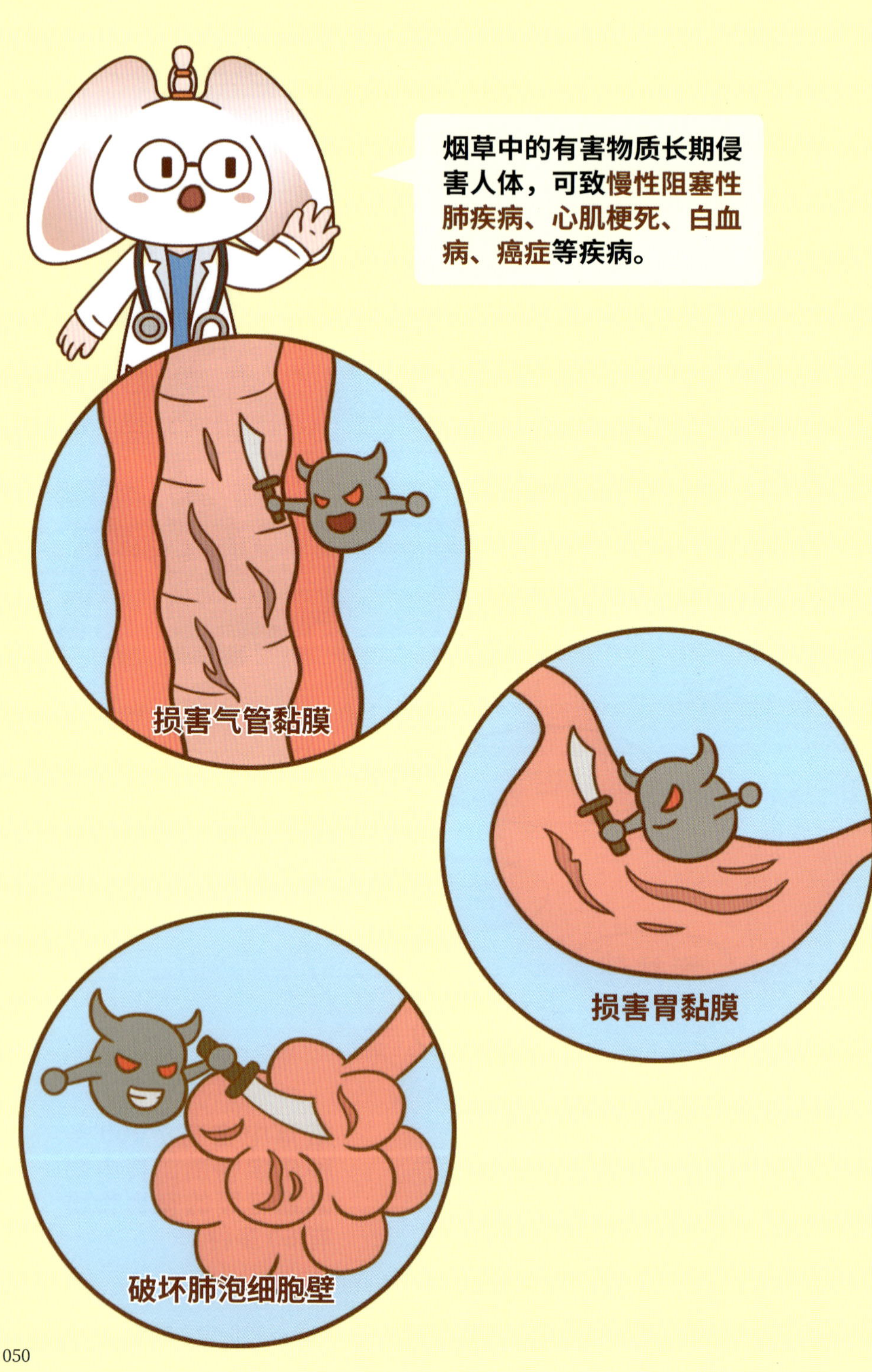
烟草中的有害物质长期侵害人体，可致慢性阻塞性肺疾病、心肌梗死、白血病、癌症等疾病。
损害气管黏膜
损害胃黏膜
破坏肺泡细胞壁

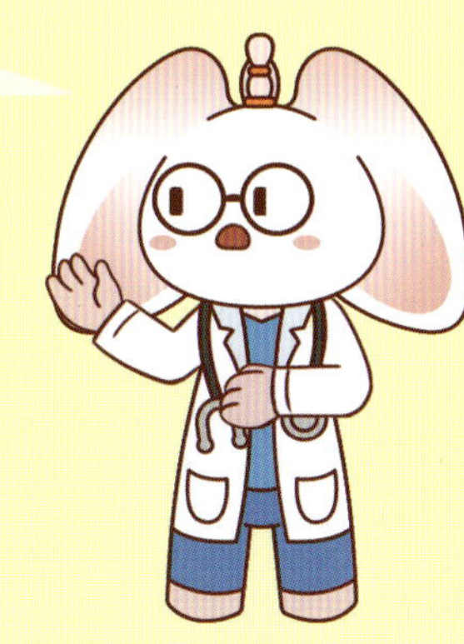

尼古丁进入血液循环

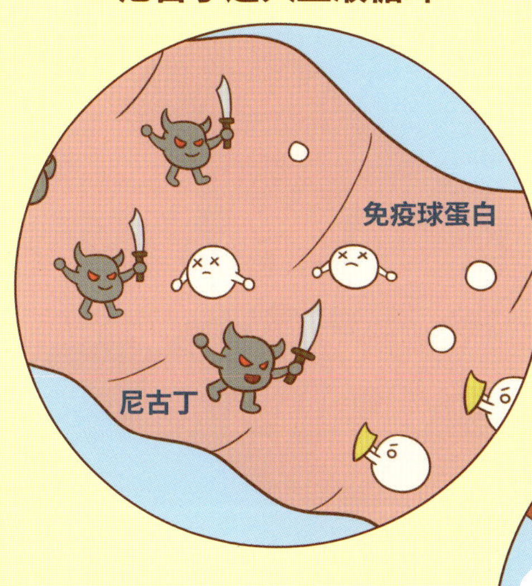

中枢神经系统会产生愉悦感

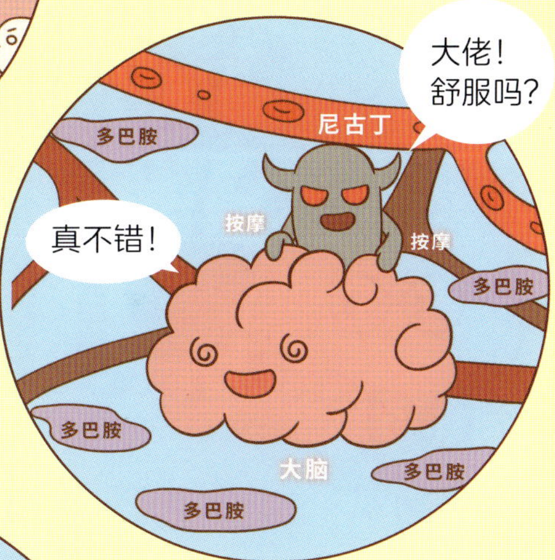

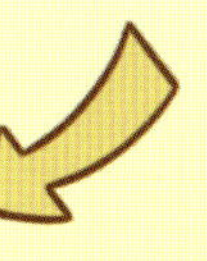

大脑于是不断发出
“再来一根”的信号

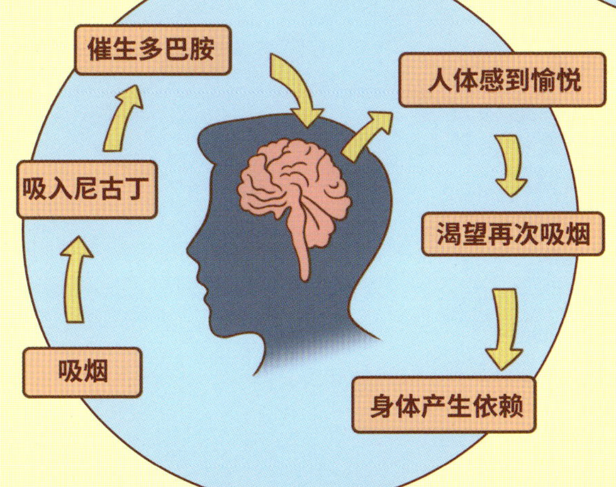

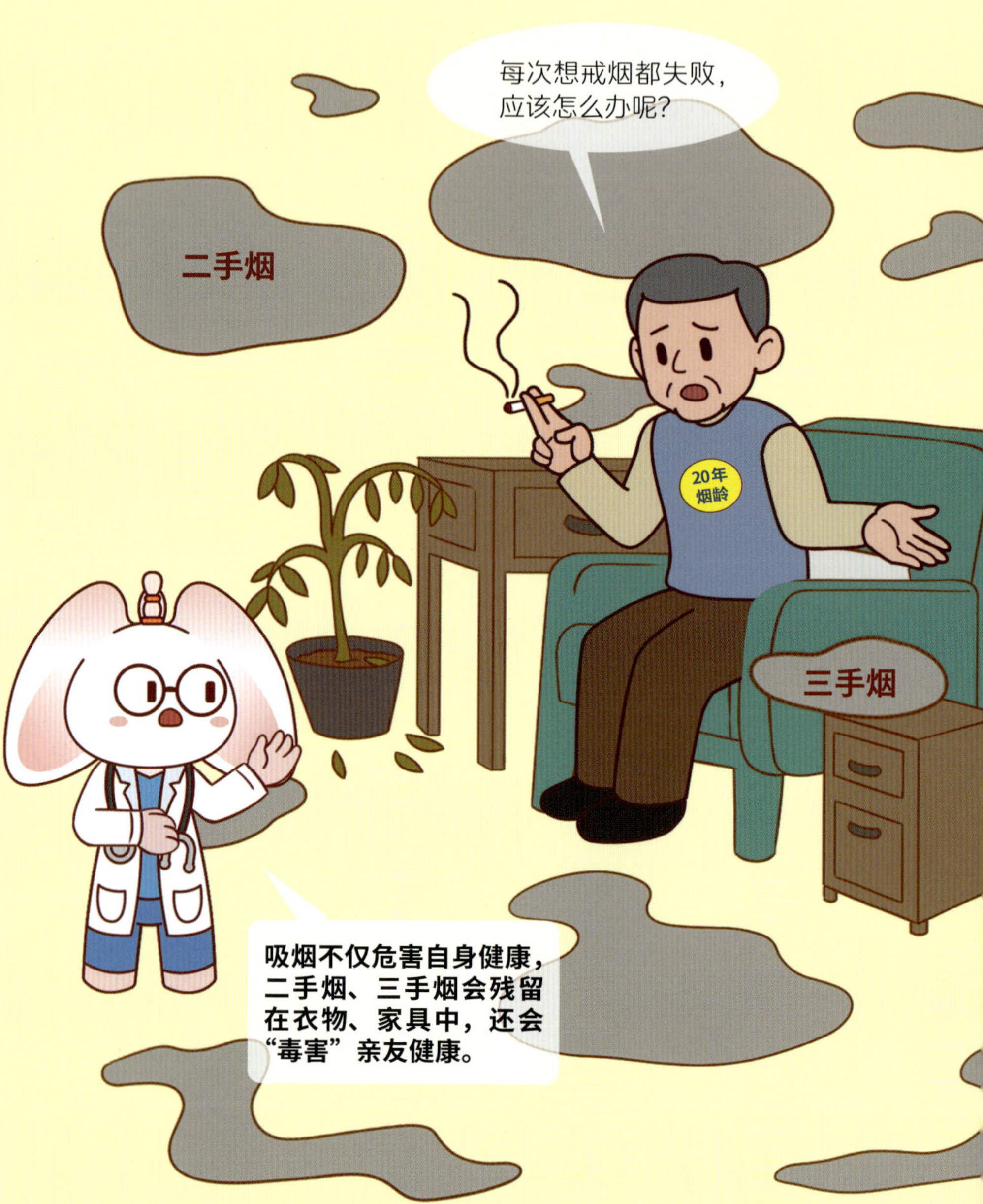
每次想戒烟都失败，
应该怎么办呢？
二手烟
20年
烟龄
三手烟
吸烟不仅危害自身健康，
二手烟、三手烟会残留
在衣物、家具中，还会
“毒害”亲友健康。

老烟民常见的戒断反应

1
烦躁易怒、焦虑、失眠、情绪低落……
下意识想吸烟解压。
2
我想吸烟。
受不了了。
吸一口吧！
对烟草强烈渴望。

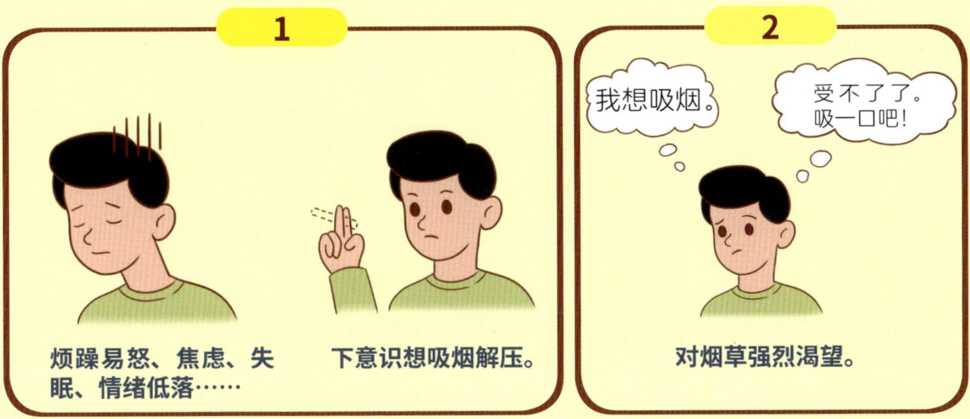

科学戒烟并不难　找对方法是关键

1. 改变不良行为与环境，控制吸烟欲望。

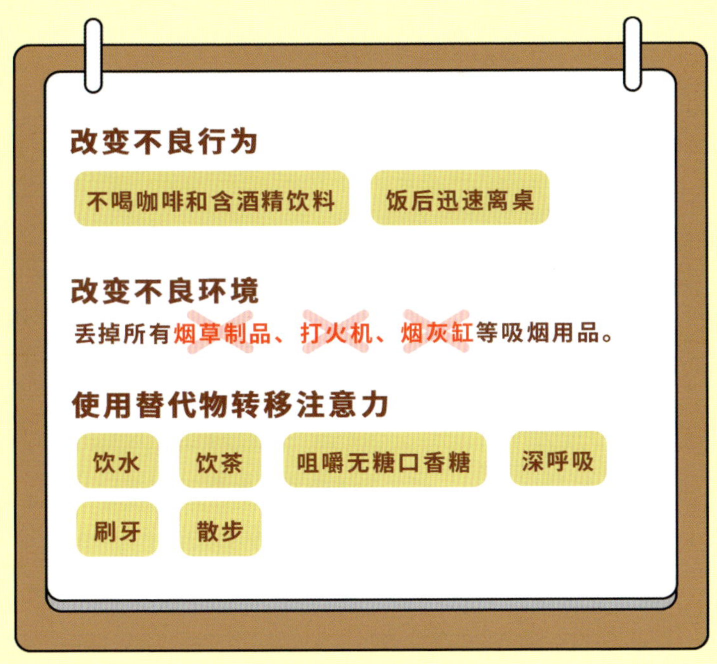

2. 到戒烟门诊寻求帮助，必要时通过药物干预。

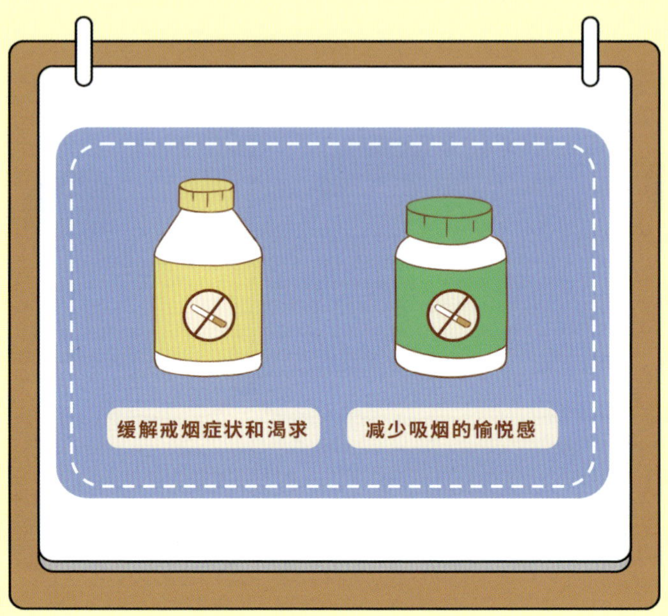

3. 应对不适症状的建议。

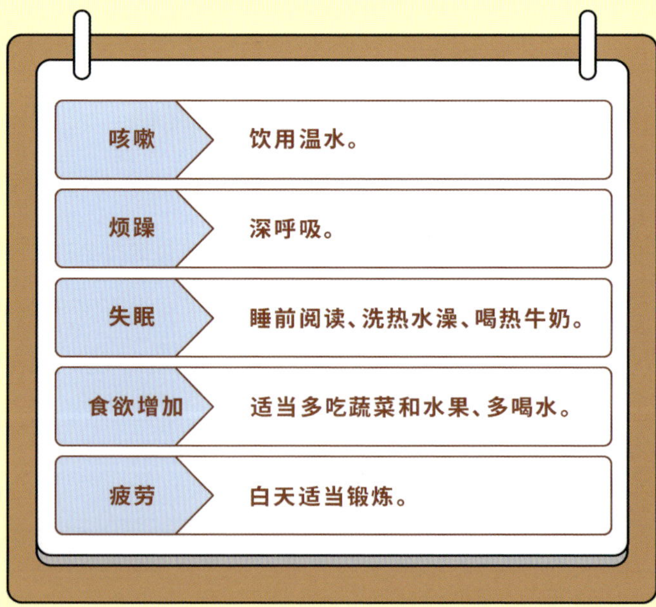

症状	建议
咳嗽	饮用温水。
烦躁	深呼吸。
失眠	睡前阅读、洗热水澡、喝热牛奶。
食欲增加	适当多吃蔬菜和水果、多喝水。
疲劳	白天适当锻炼。

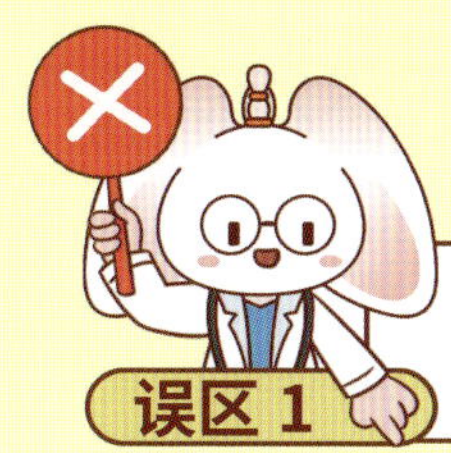

4. 摆脱戒烟误区。

误区 1

复吸就是戒烟失败。

戒烟的过程往往比较漫长，有能力停止吸烟一段时间就已经是一种成功啦！

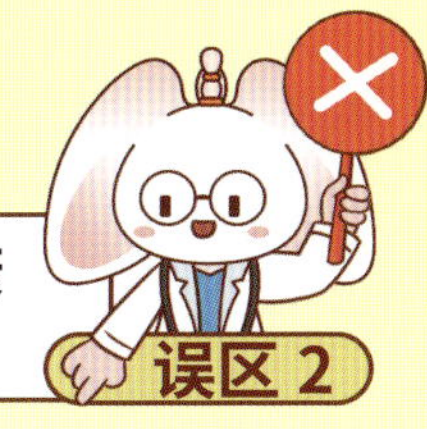

误区 2

吸烟多年还未出现健康问题则不用戒烟。

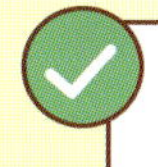

疾病发生是从量变到质变的过程，戒烟将大大降低相关疾病患病率。

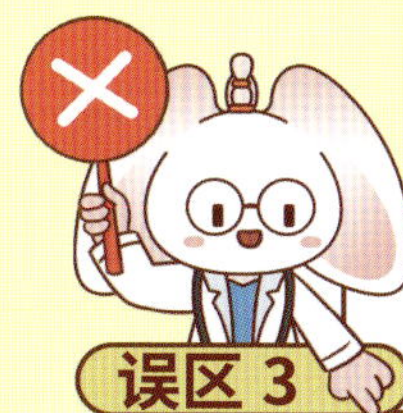

误区 3

电子烟不用戒。

电子烟会上瘾，也会影响肺部及其他器官的健康，必须戒！

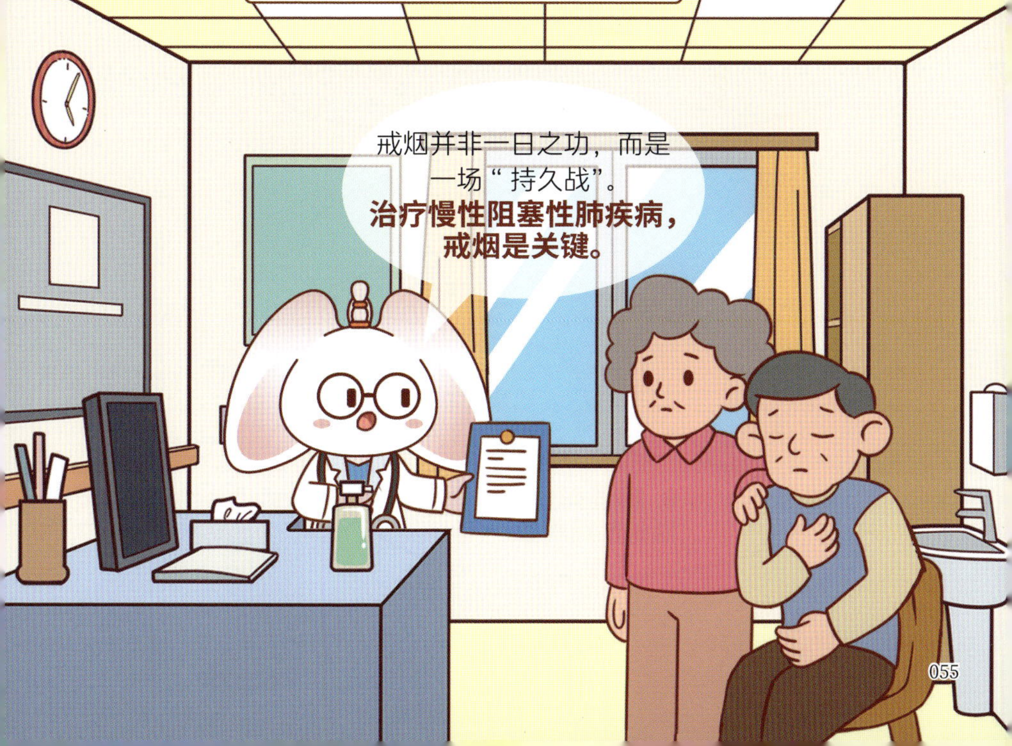

戒烟并非一日之功，而是一场“持久战”。

治疗慢性阻塞性肺疾病，戒烟是关键。

慢性阻塞性肺疾病患者戒烟的八大好处

1. 减轻咳、痰、喘等症状。
2. 恢复气道对痰液的清除能力。
3. 延缓肺功能下降速度。
4. 提高体力及运动耐力。
5. 提高药物治疗效果。
6. 降低急性加重风险。
7. 降低住院风险。
8. 降低死亡率，延长预期寿命。
不吸了，
不吸了！

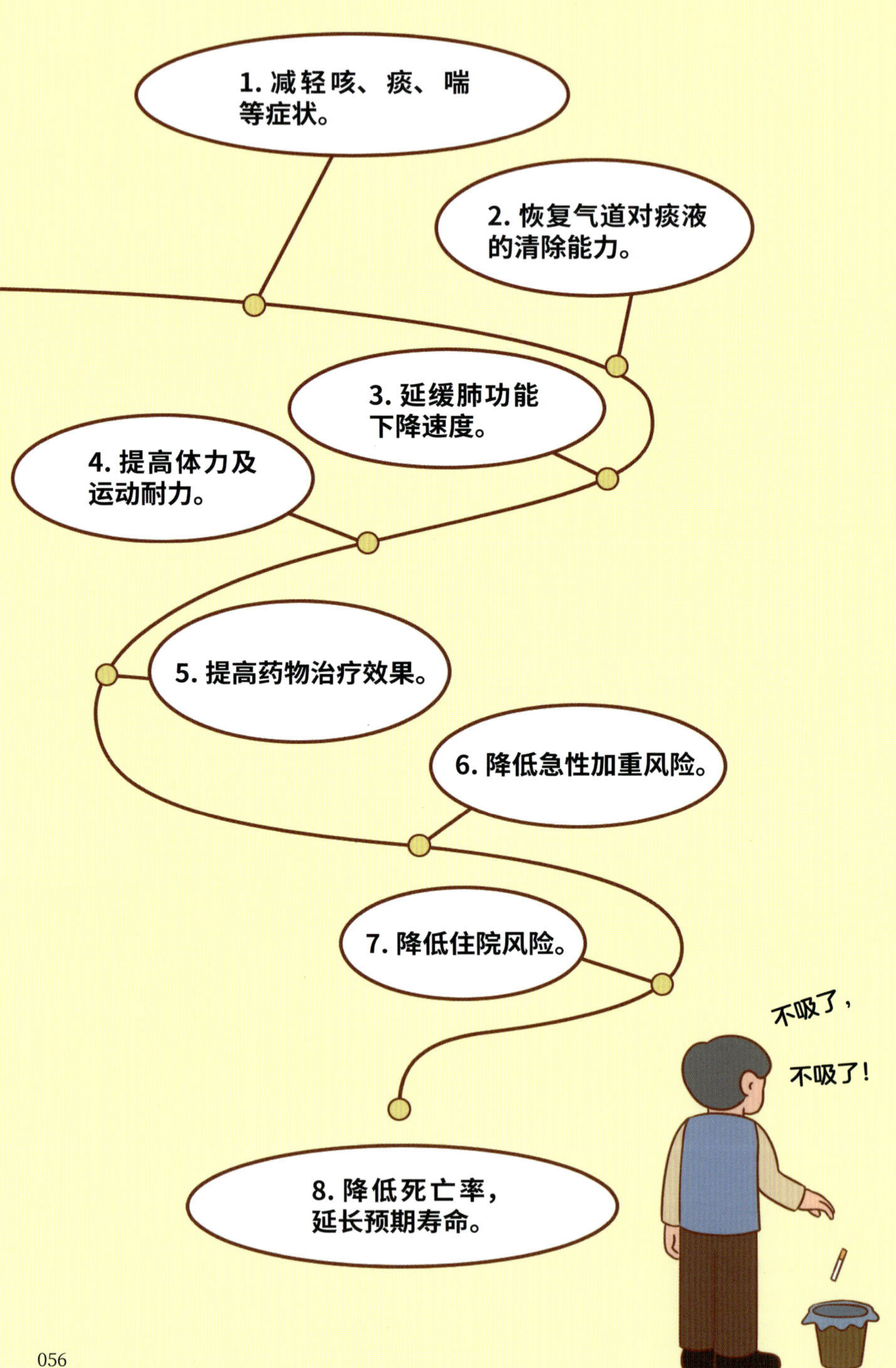

第七章

慢性阻塞性肺疾病患者的健康饮食建议

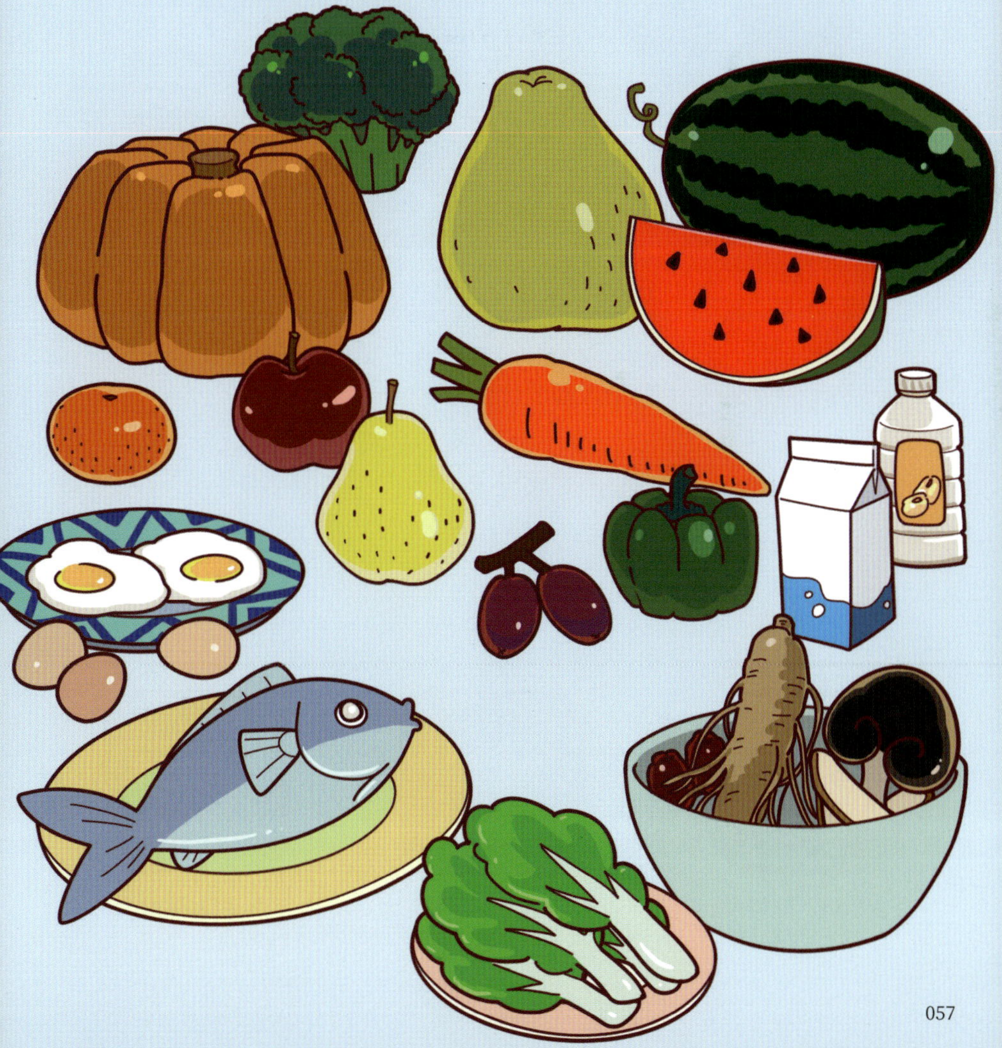

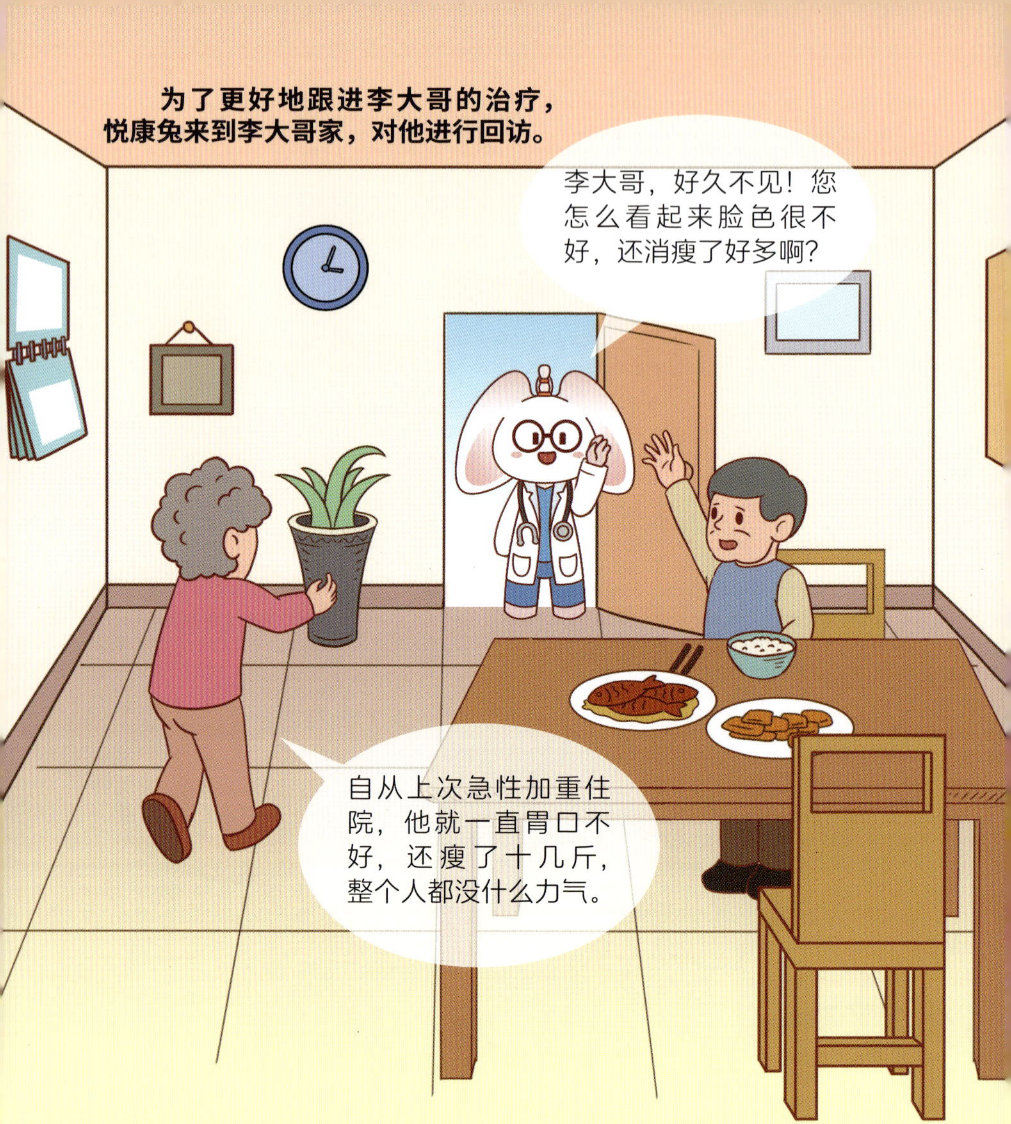

为了更好地跟进李大哥的治疗，悦康兔来到李大哥家，对他进行回访。

李大哥，好久不见！您怎么看起来脸色很不好，还消瘦了好多啊？

自从上次急性加重住院，他就一直胃口不好，还瘦了十几斤，整个人都没什么力气。

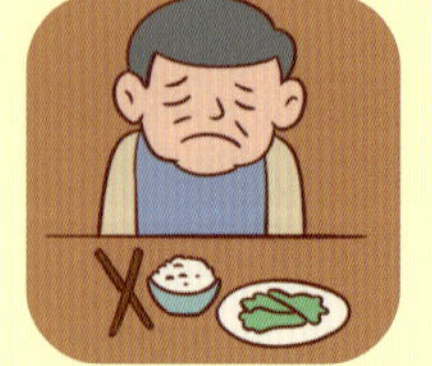

1. 食欲低、吃得少。

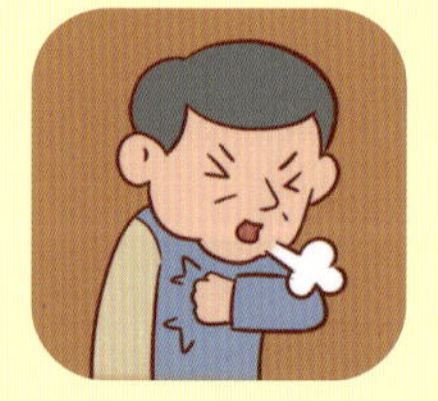

2. 呼吸费力、手脚无力。

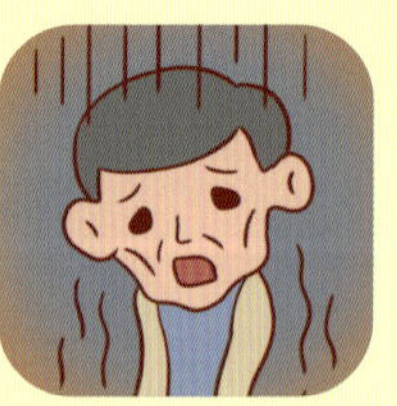

3. 日渐消瘦。

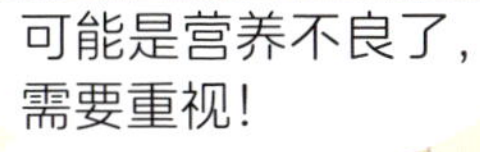

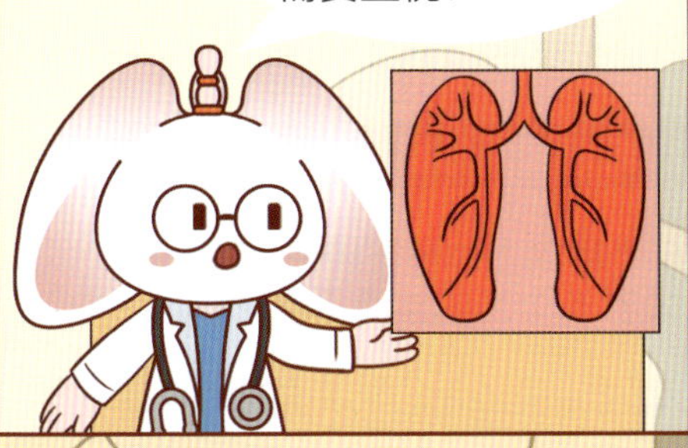

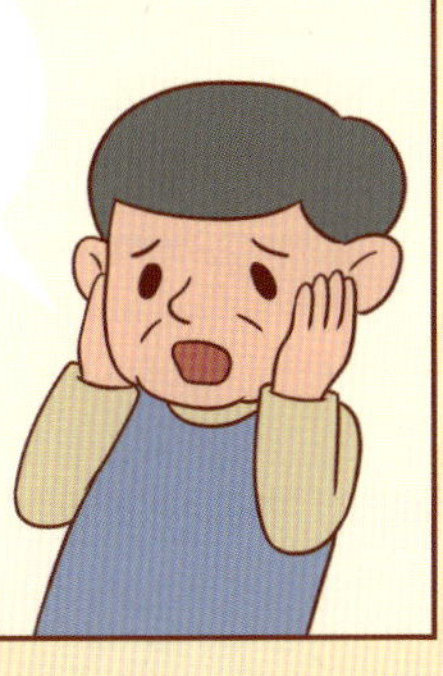

导致慢性阻塞性肺疾病患者营养不良的原因

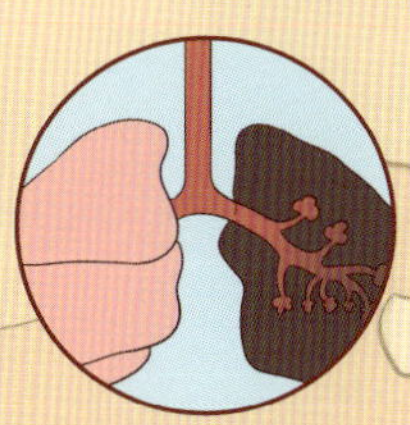

1. 气管管道收缩导致**呼吸费力，消耗更多体能，食欲降低。**

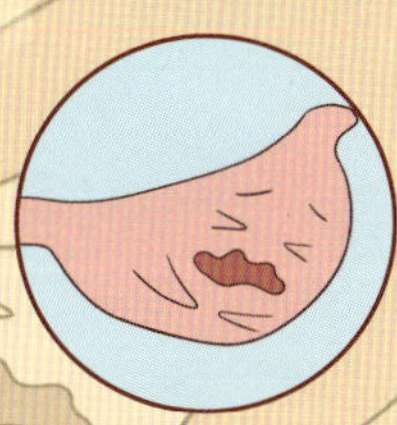

2. 肺气肿患者肺部过度充气，**压迫到胃，导致消化不良。**

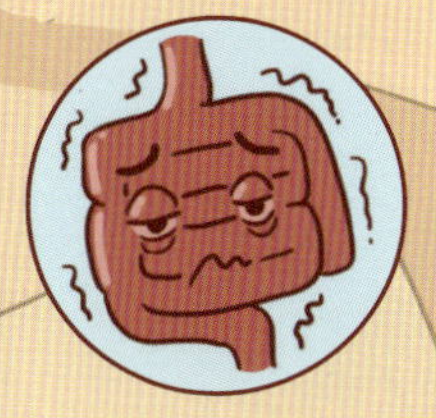

3. 患者多为中老年人，**消化功能减退。**

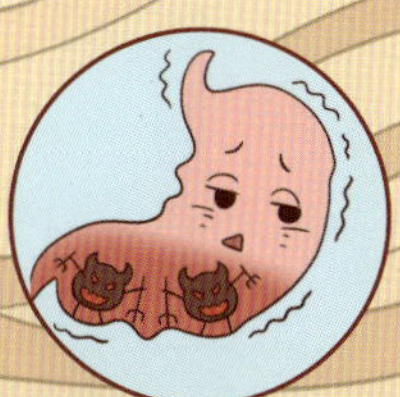

4. 处于急性感染阶段时，**胃肠道黏膜过度应激，消化功能减弱。**

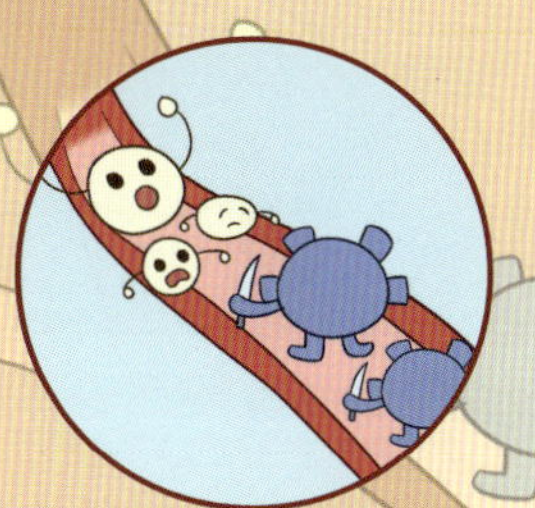

5. 部分药物引起**消化道不良反应，影响食欲。**

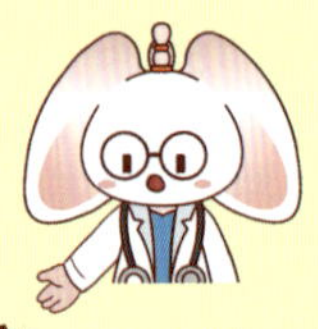

长期营养不良会使慢性阻塞性肺疾病加重。

如何自我判断是否存在营养不良

1. 看体重指数（BMI）

BMI= 体重（kg）/ 身高（m）^{2}
70 岁以下：BMI<18.5kg/m^2
70 岁以上：BMI<20kg/m^2

2. 看短期内体重是否明显减轻

6 个月以上体重下降 >10%
或者 6 个月内体重下降 >5%

当患者符合以上一种或多种情况时，应该引起重视，及时寻求医生的帮助和指导。

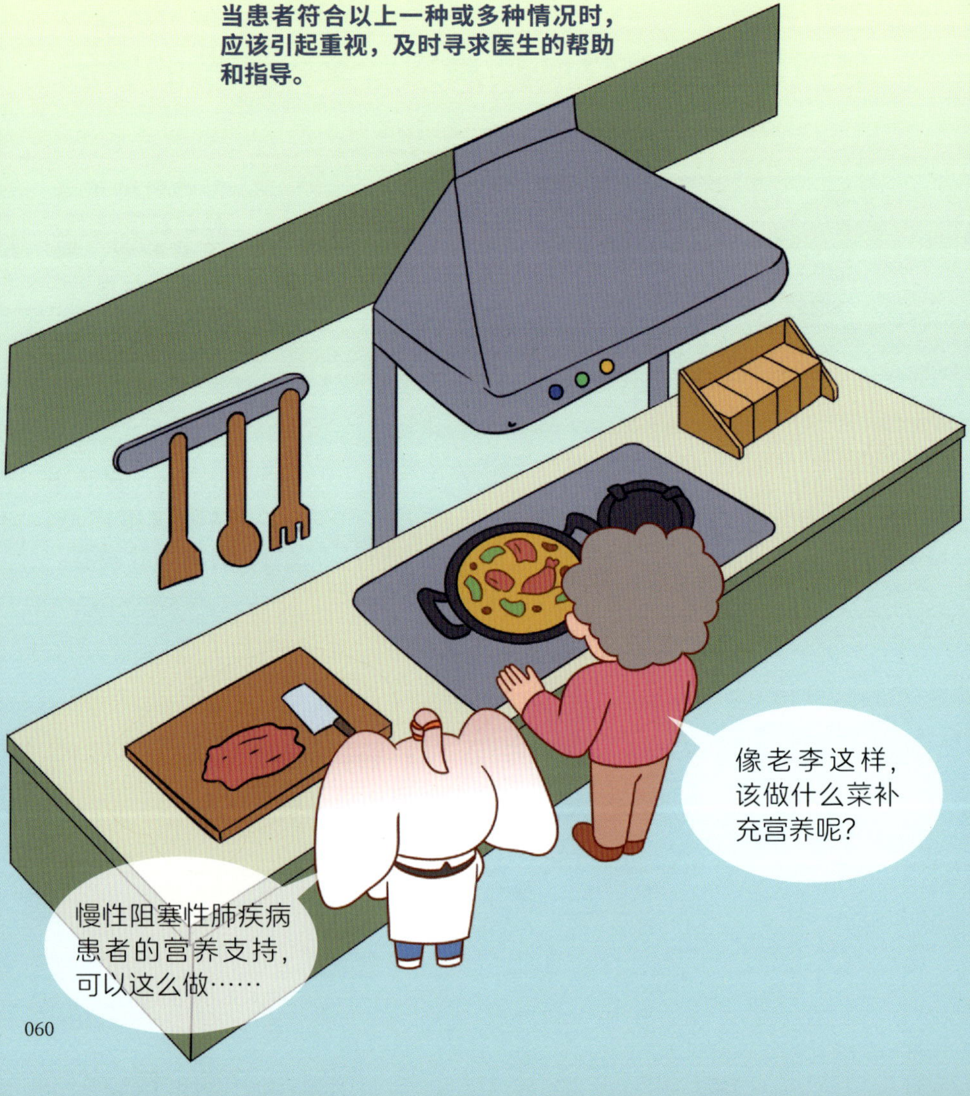

像老李这样，该做什么菜补充营养呢？

慢性阻塞性肺疾病患者的营养支持，可以这么做……

慢性阻塞性肺疾病患者营养支持的总体原则

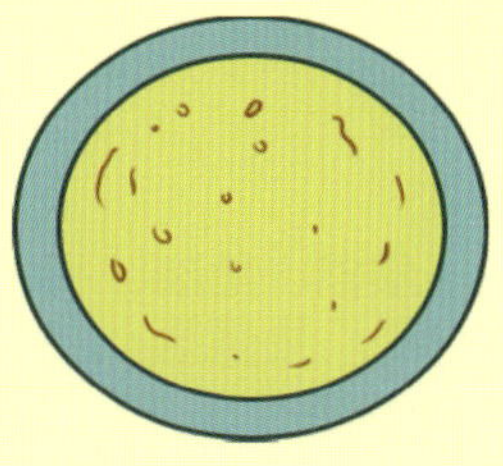

1. 进食易消化的饮食。

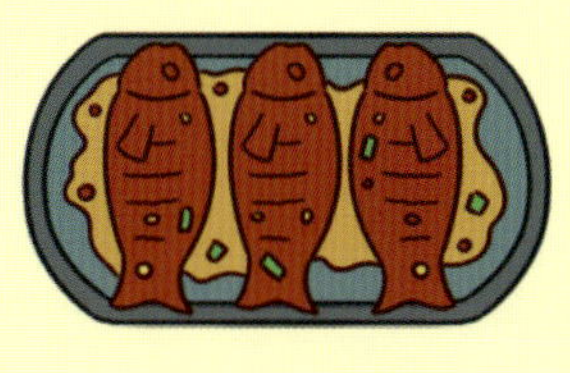

2. 进食高蛋白饮食。

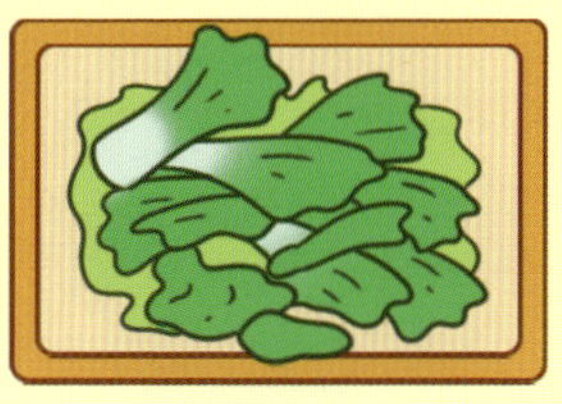

3. 进食高维生素饮食。

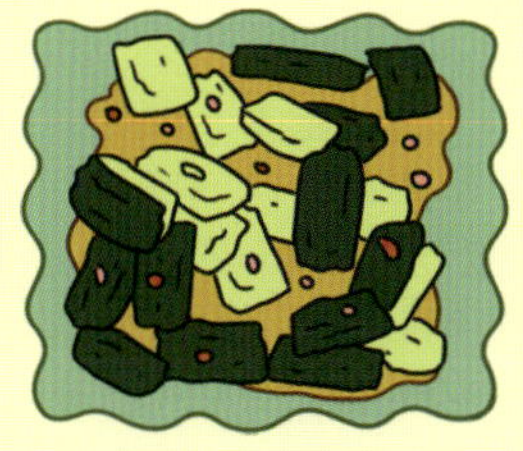

4. 饮食宜清淡、可口。

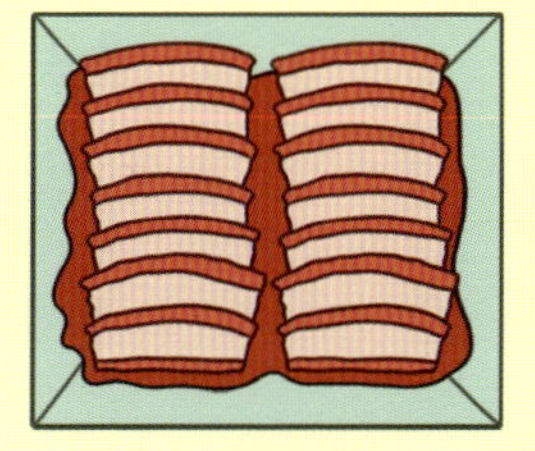

5. 适量进食高脂肪（糖尿病患者慎食）饮食。

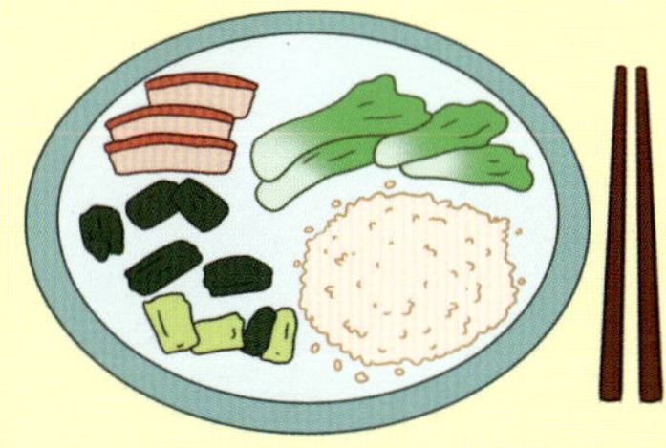

6. 少量多餐。

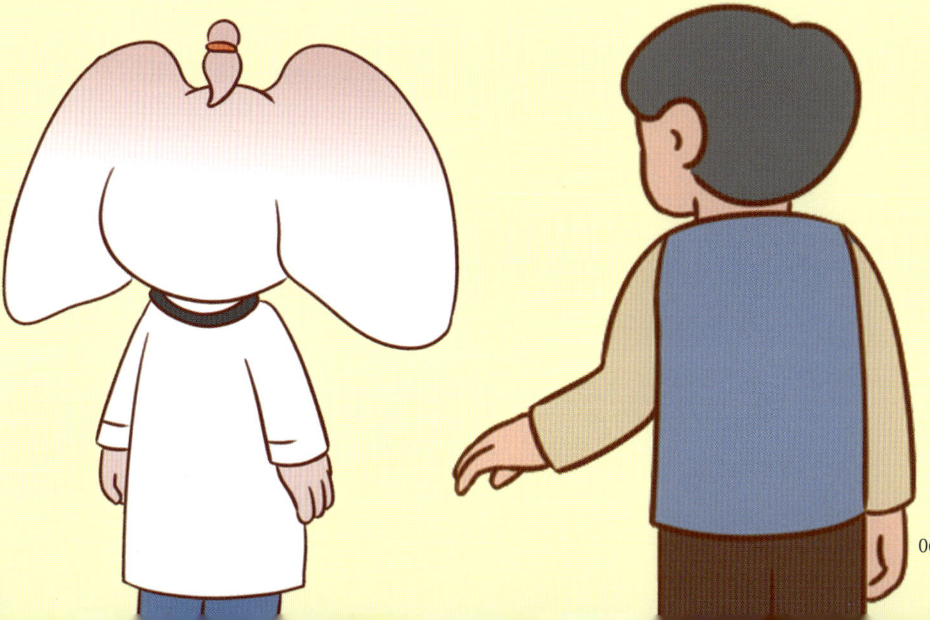

预防营养不良
慢性阻塞性肺疾病患者应该多吃什么

帮助身体修复损伤、消耗的组织和细胞！

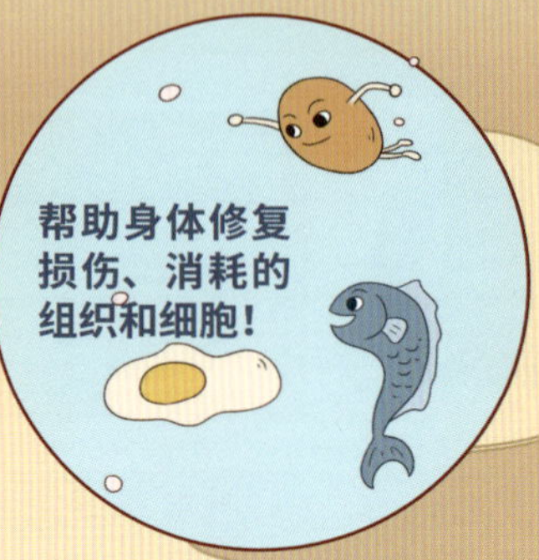

1. 蛋白质类

牛奶、鸡蛋、瘦肉、鱼肉、鸡肉、动物肝脏、豆浆等。

注：对以上食材过敏者应谨慎选用。

富含维生素和矿物质，是戒烟的好帮手！

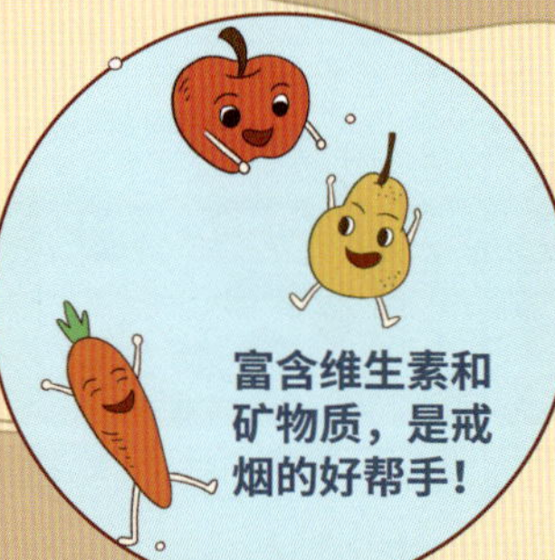

2. 维生素类

水果：苹果、梨、大枣、圣女果、柑橘、西瓜等。

蔬菜：西蓝花、南瓜、胡萝卜、青椒、绿叶菜等。

注：对以上食材过敏者应谨慎选用。

我们可是鼎鼎有名的润肺佳品！

3. 润肺食材

银耳、雪梨、百合、枇杷等。

帮助改善心肺功能，提高机体免疫力！

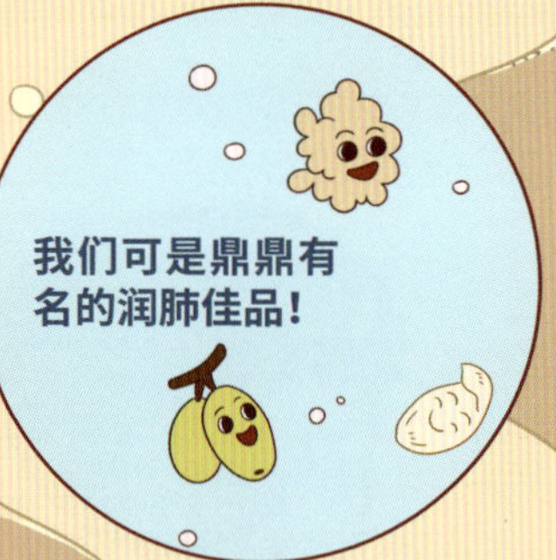

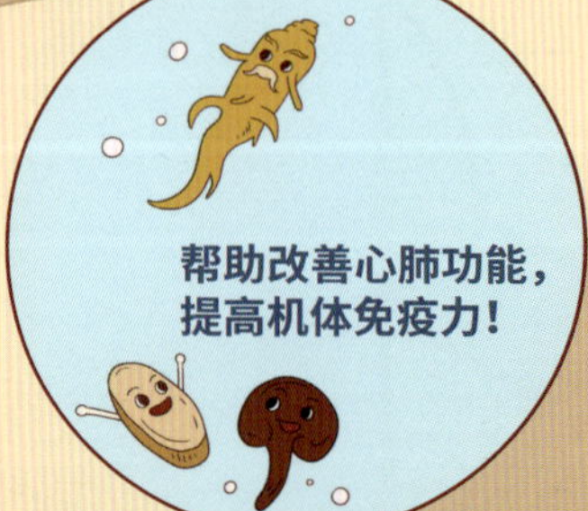

4. 补品类

人参、党参、黄芪、灵芝等。

注：应在中医师指导下进补。

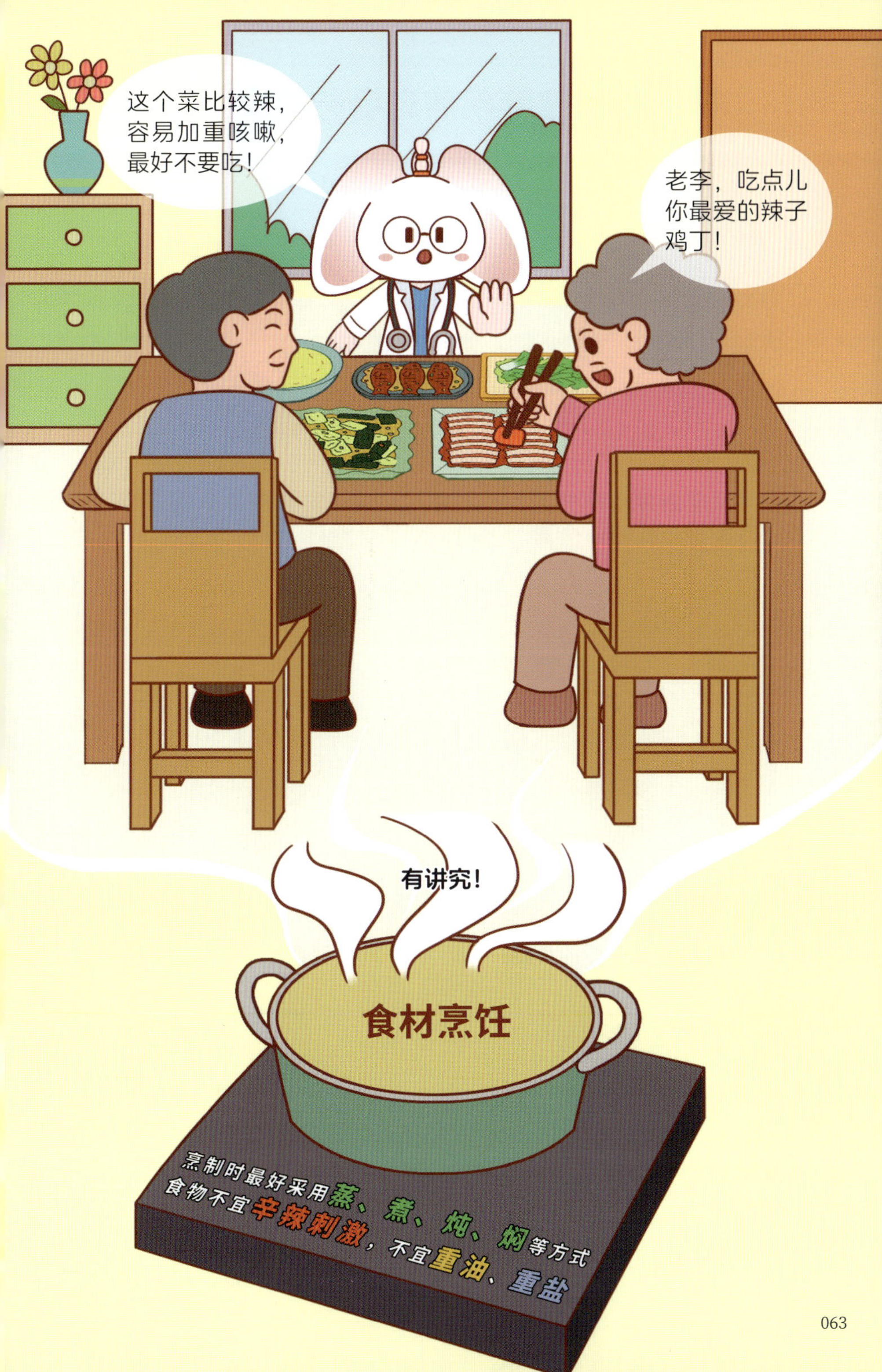
这个菜比较辣，
容易加重咳嗽，
最好不要吃！
老李，吃点儿
你最爱的辣子
鸡丁！
有讲究！
食材烹饪
烹制时最好采用蒸、煮、炖、焖等方式
食物不宜辛辣刺激，不宜重油、重盐

慢性阻塞性肺疾病患者的饮食禁忌

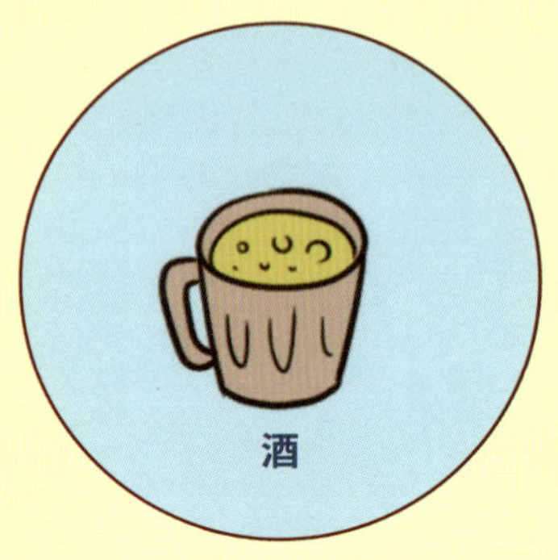

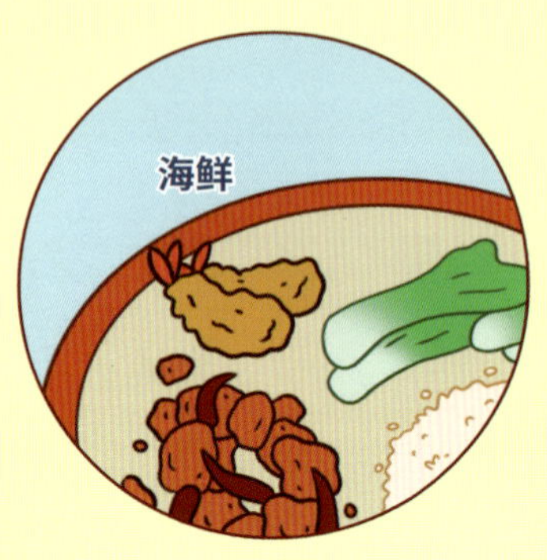

1. 避免食用产气类食物，戒酒，不食用刺激性食物。

2. 少吃容易引起过敏的食物（如海鲜）。

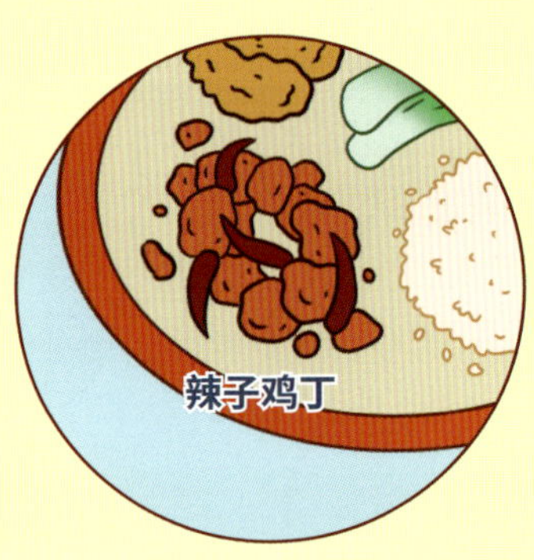

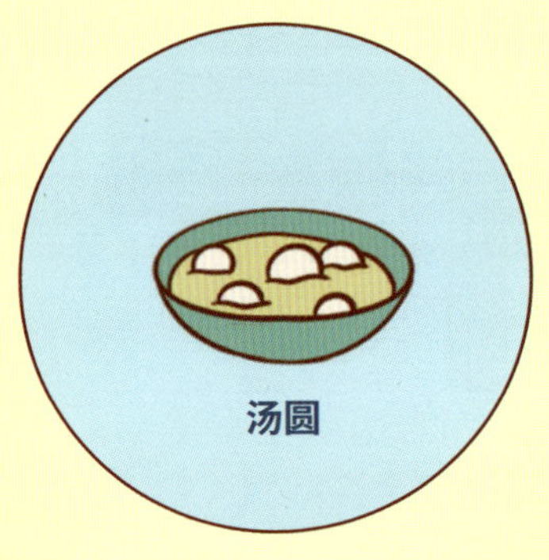

3. 忌食辛辣、过咸的食物。

4. 忌食过甜的食物。

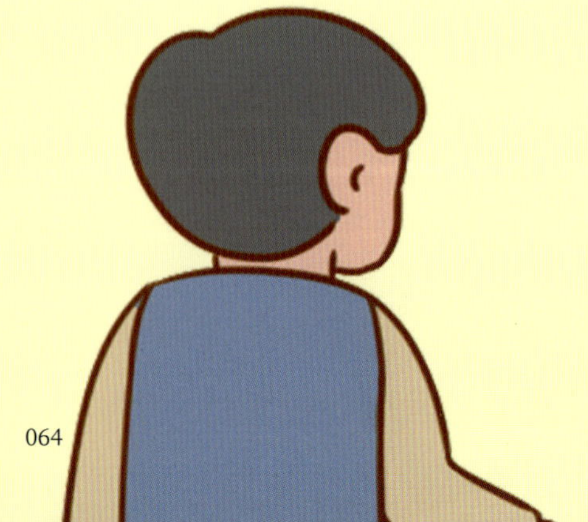

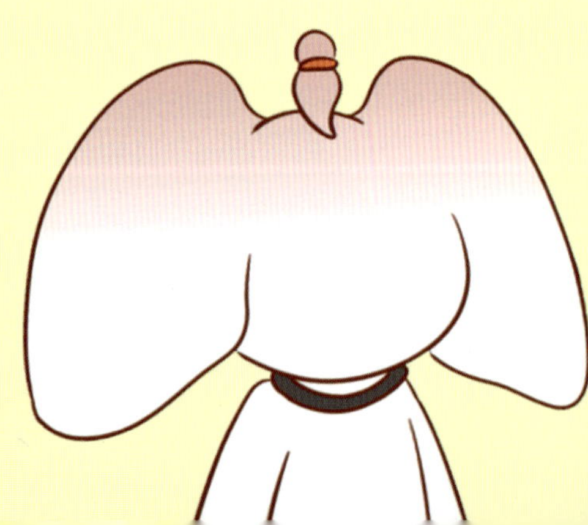

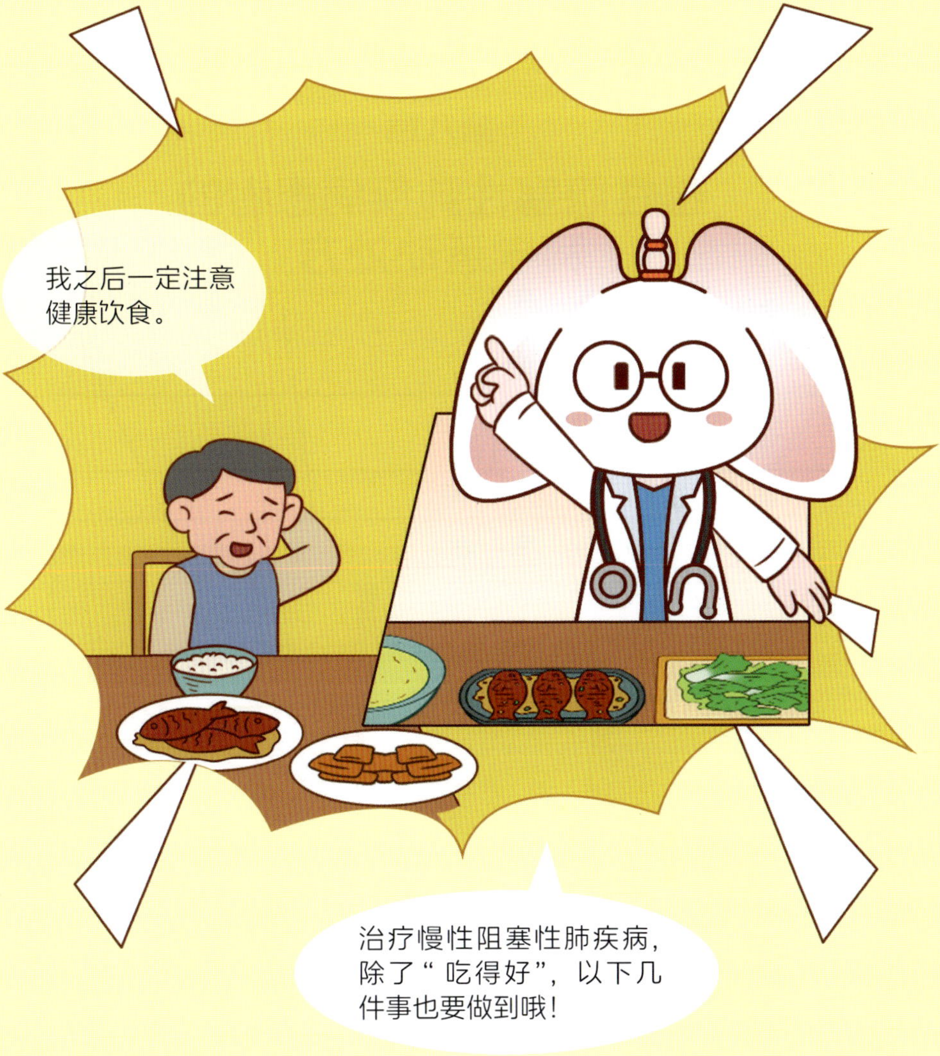

我之后一定注意
健康饮食。

治疗慢性阻塞性肺疾病，
除了“吃得好”，以下几
件事也要做到哦！

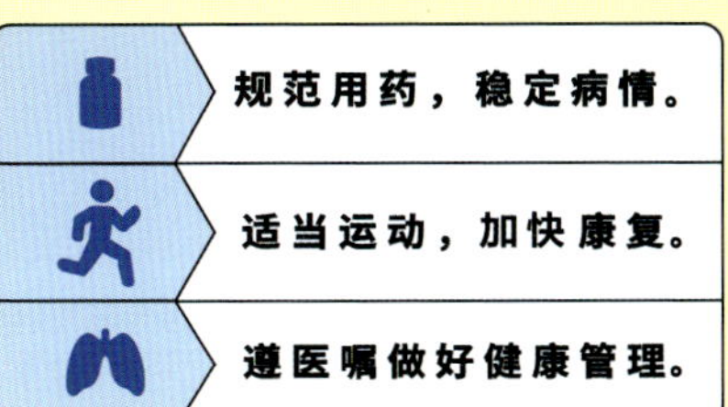

第八章

慢性阻塞性肺疾病患者的科学运动处方

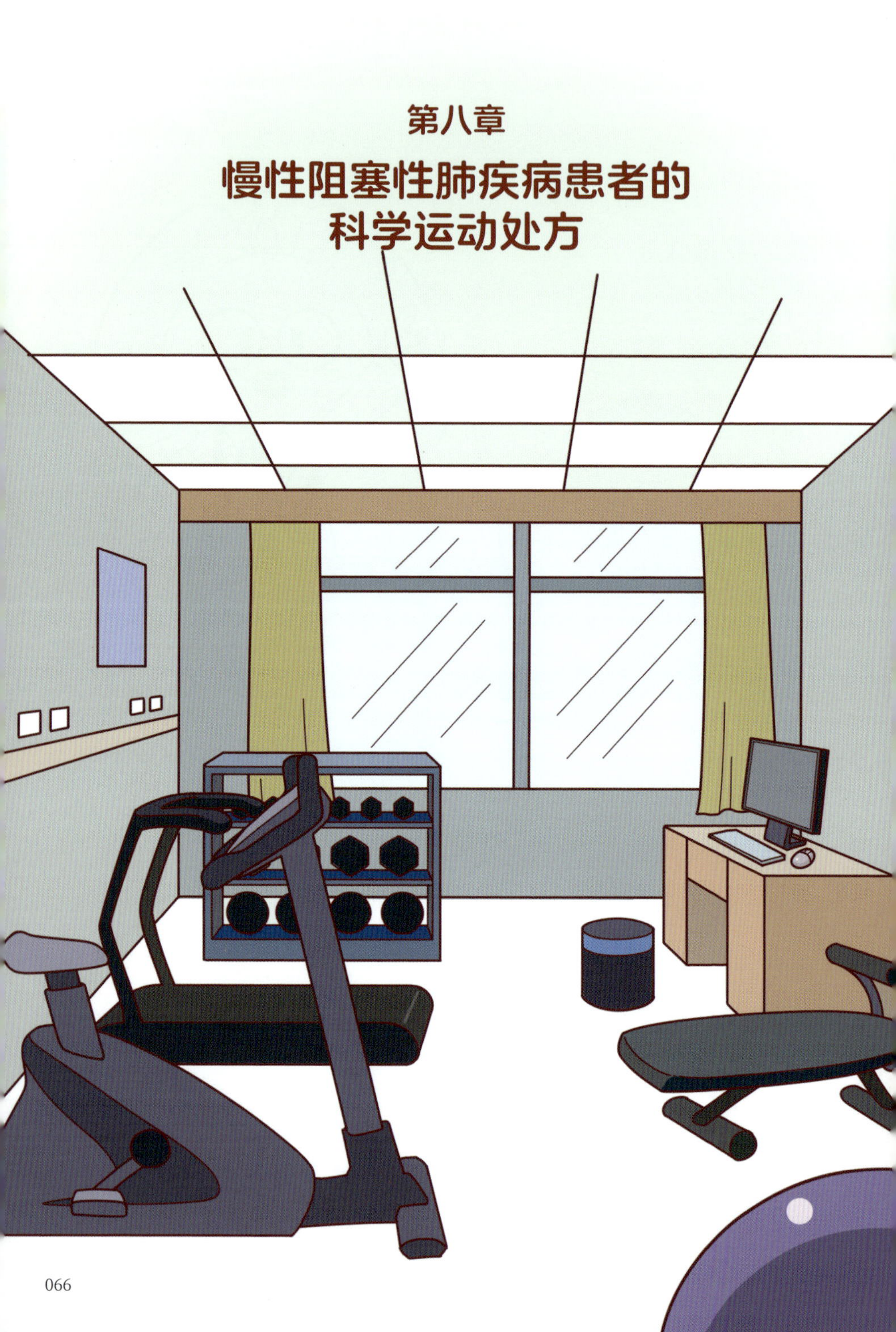

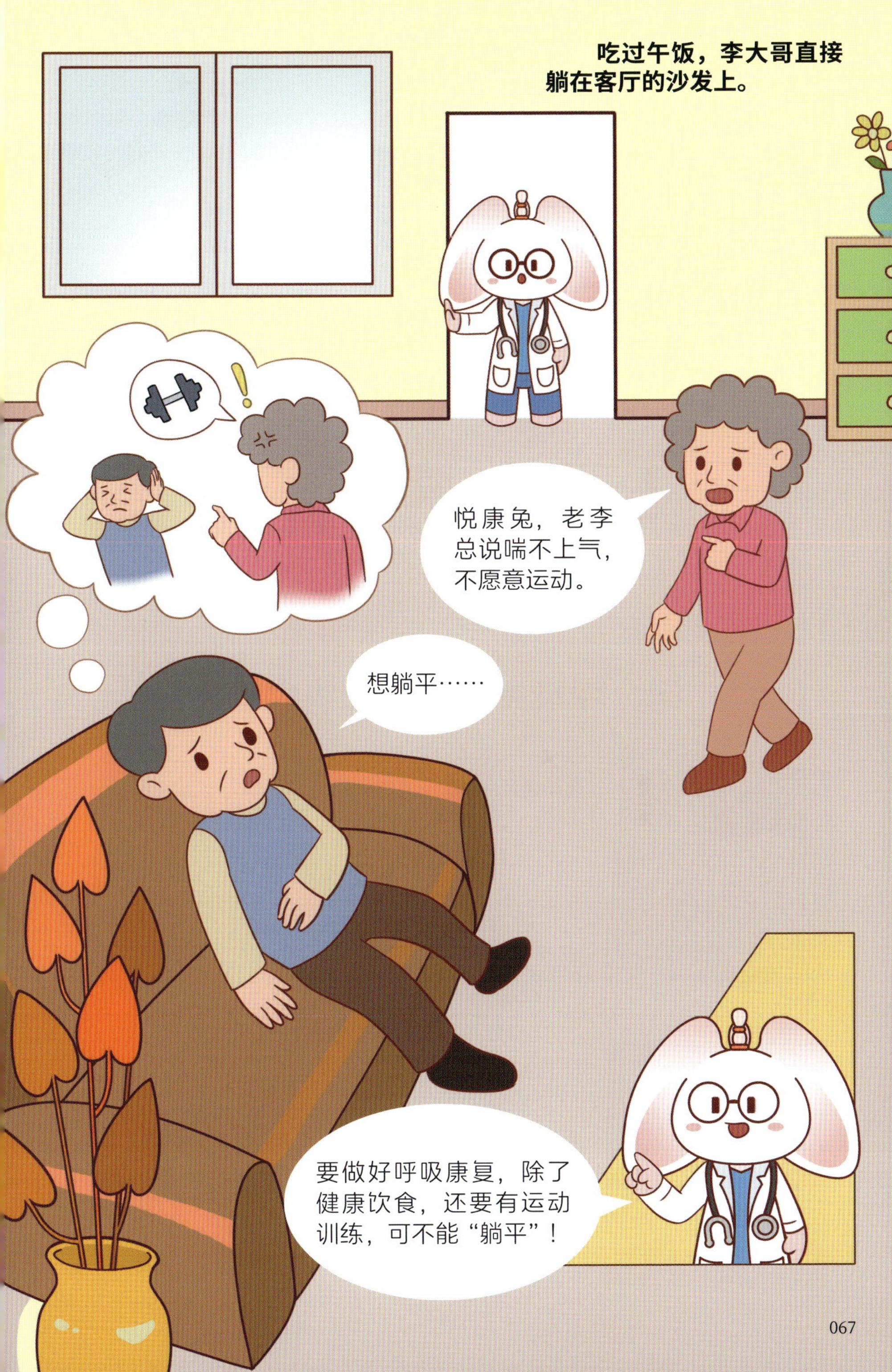
吃过午饭，李大哥直接躺在客厅的沙发上。
悦康兔，老李总说喘不上气，不愿意运动。
想躺平……
要做好呼吸康复，除了健康饮食，还要有运动训练，可不能“躺平”！

呼吸康复

是通过综合手段，帮助慢性阻塞性肺疾病患者恢复肺功能，增强身体耐力，以更好地应对疾病。

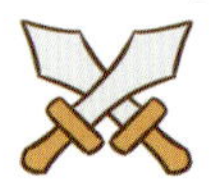

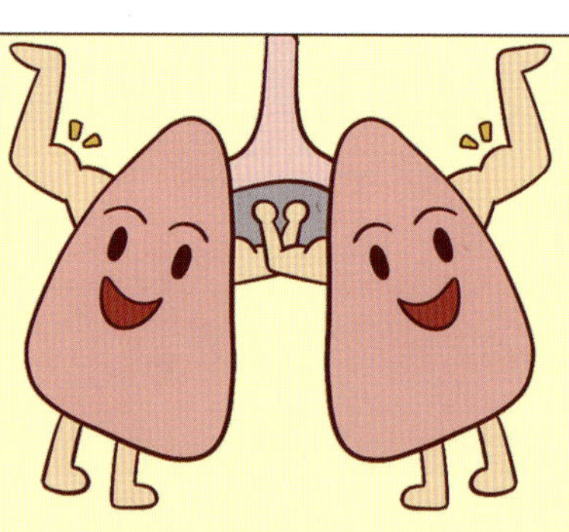

问：呼吸康复包括哪些内容？

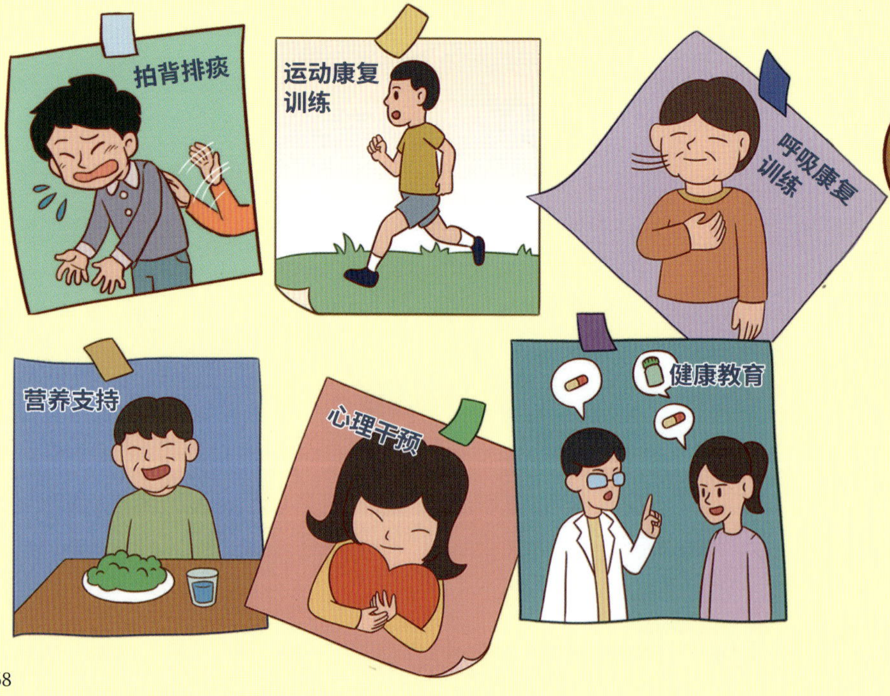

拍背排痰

运动康复训练

呼吸康复训练

营养支持

心理干预

健康教育

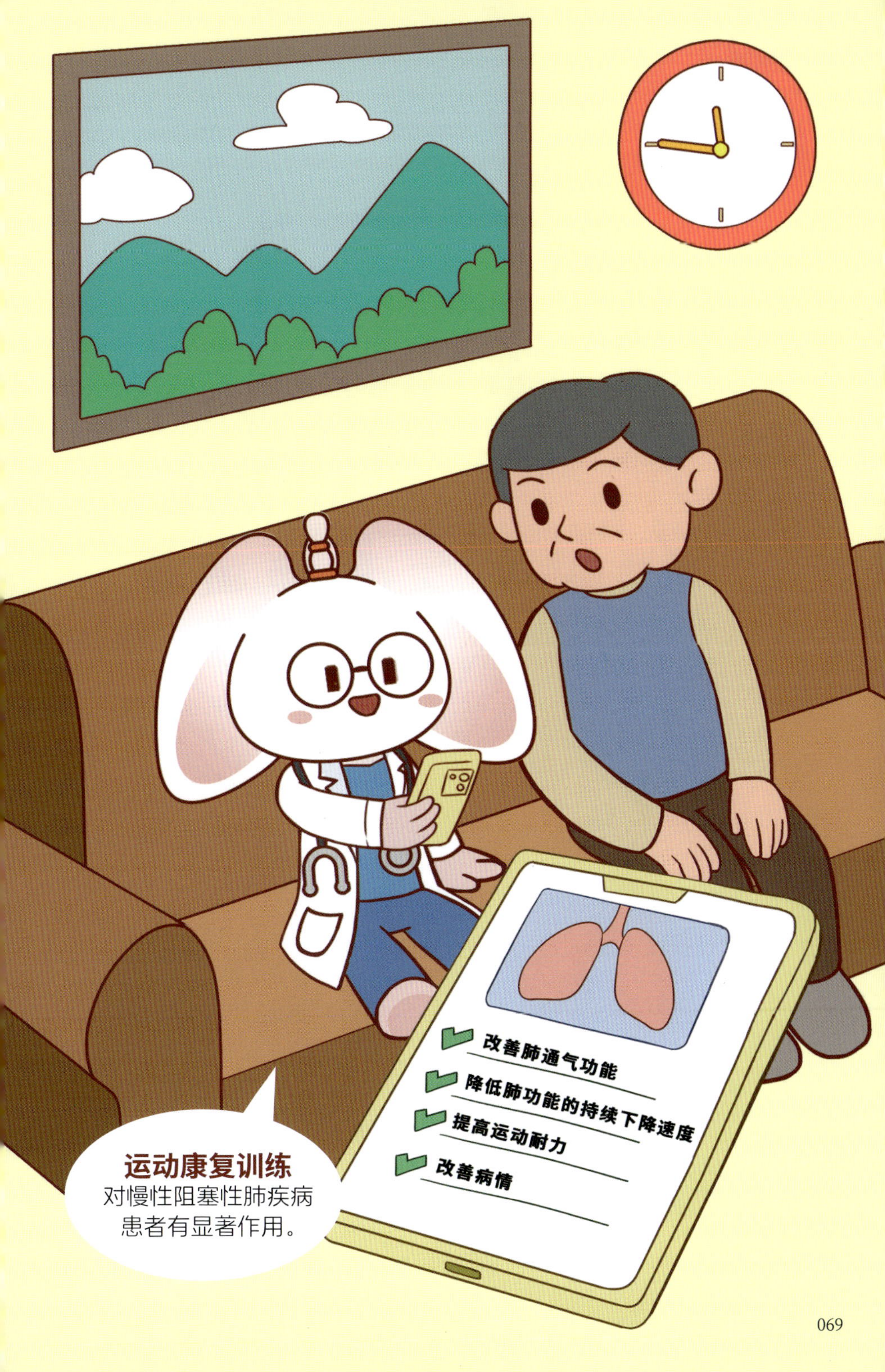
改善肺通气功能
降低肺功能的持续下降速度
提高运动耐力
改善病情
运动康复训练
对慢性阻塞性肺疾病
患者有显著作用。

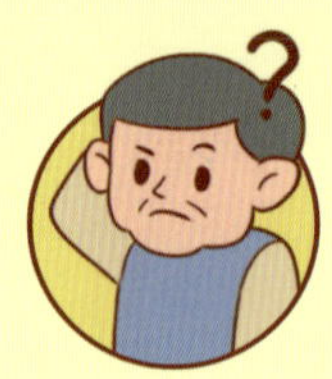
运动康复训练的好处这么多，
是不是随便练练就可以了？

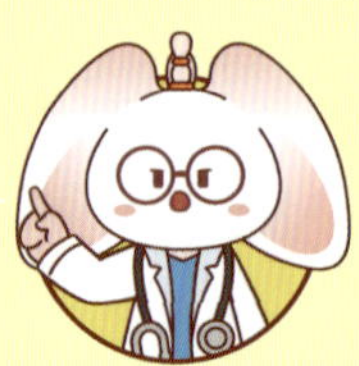
当然不是啦！

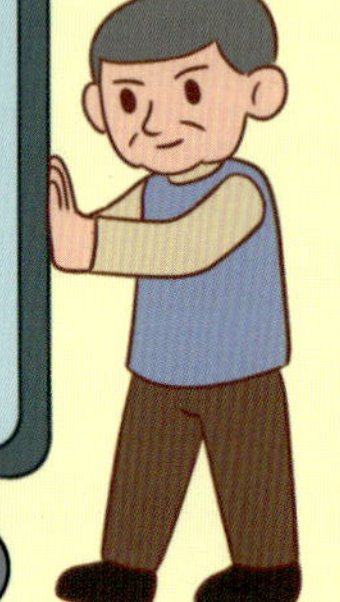
运动康复训练和药物治疗
并重，
均有助于改善病情。
在开始运动康复训练前须
先进行健康评估。

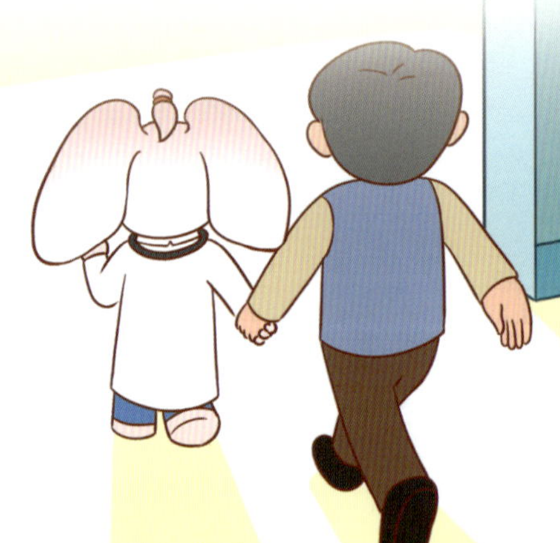
李大哥，要想
身体变好，必
须动起来，跟
我来。

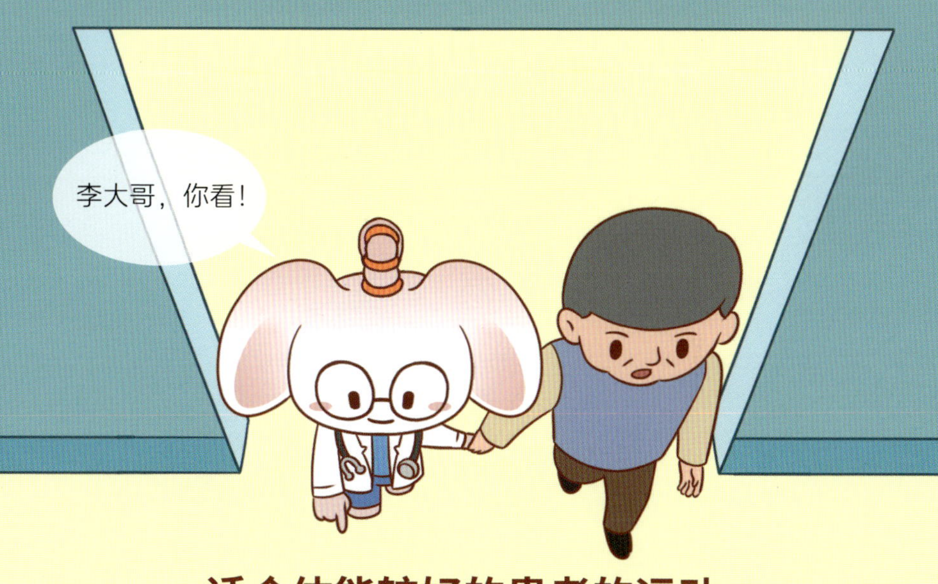

适合体能较好的患者的运动

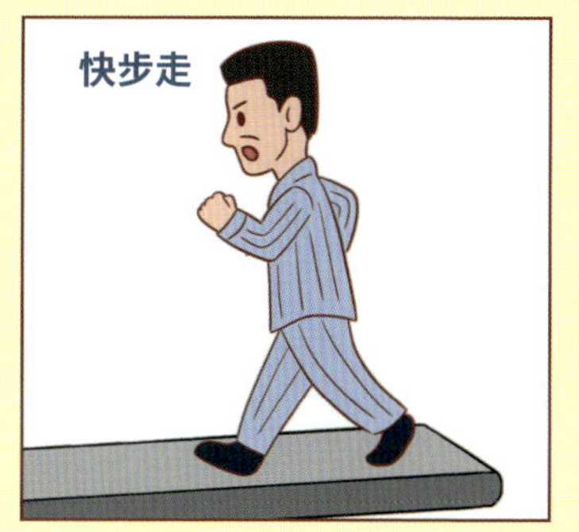

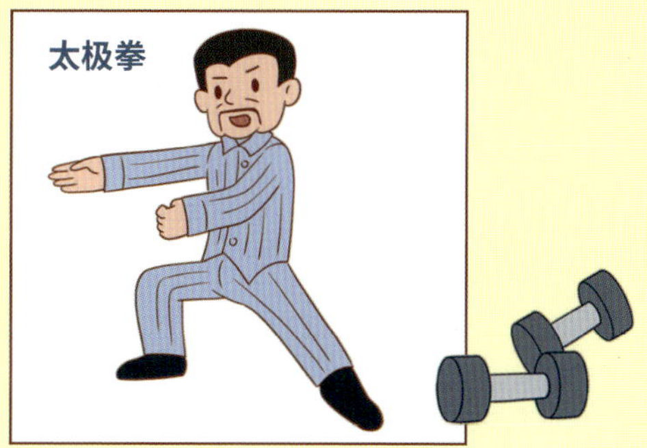

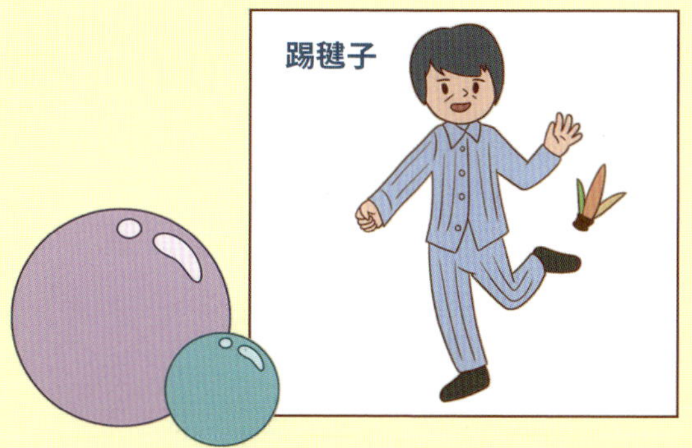

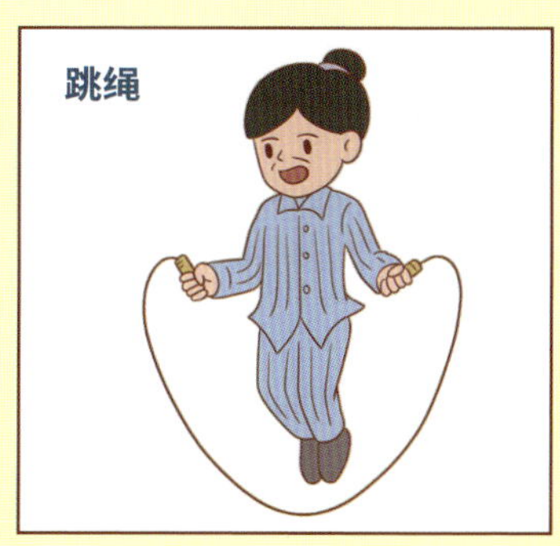

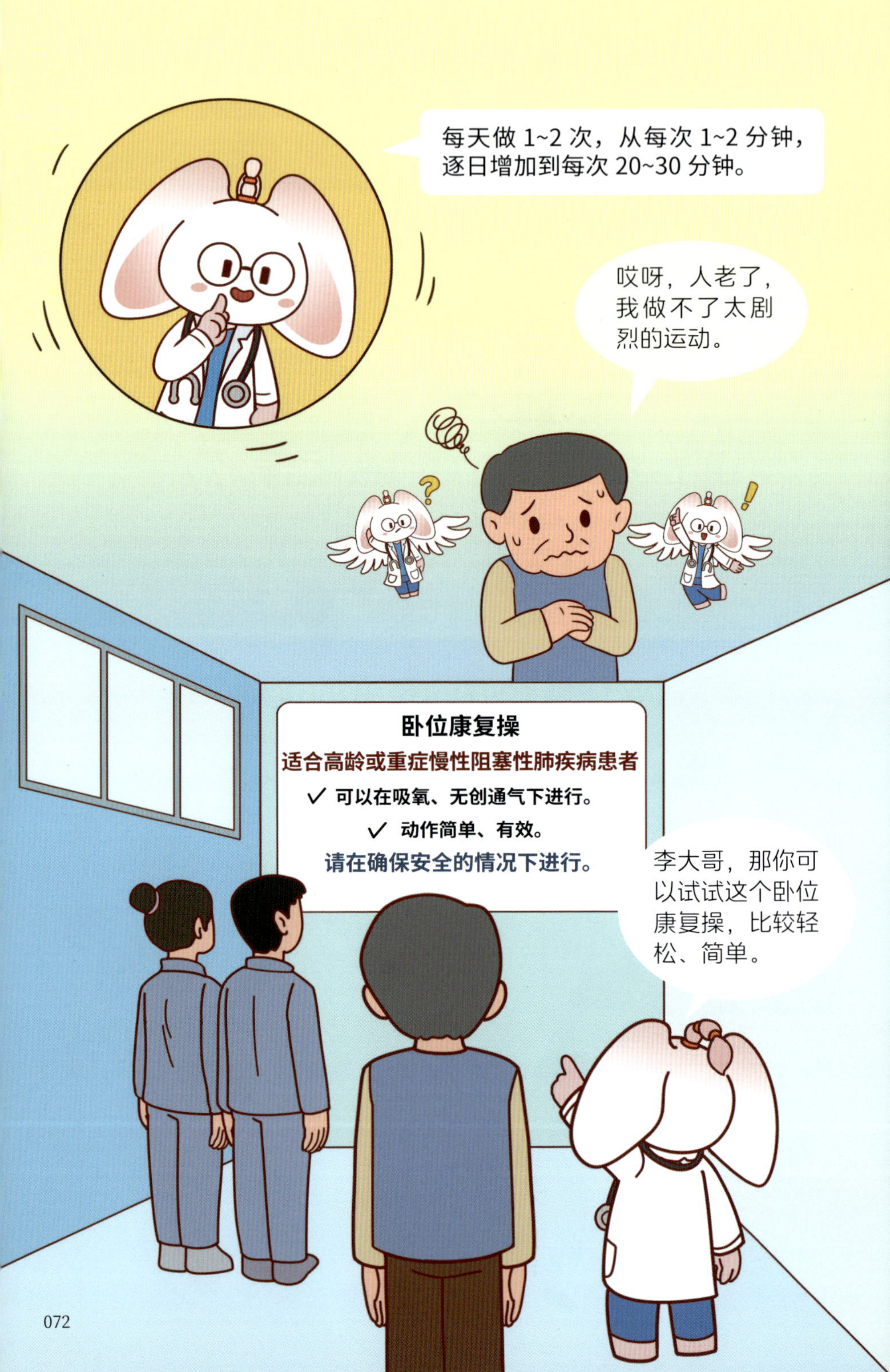
每天做 1~2 次，从每次 1~2 分钟，
逐日增加到每次 20~30 分钟。
哎呀，人老了，
我做不了太剧
烈的运动。
卧位康复操
适合高龄或重症慢性阻塞性肺疾病患者
✓ 可以在吸氧、无创通气下进行。
✓ 动作简单、有效。
请在确保安全的情况下进行。
李大哥，那你可
以试试这个卧位
康复操，比较轻
松、简单。

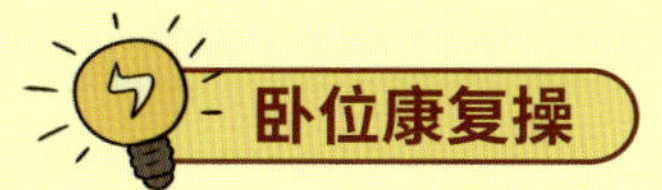

空中踩车

每组运动 5~10 分钟，每天做 2~3 组。

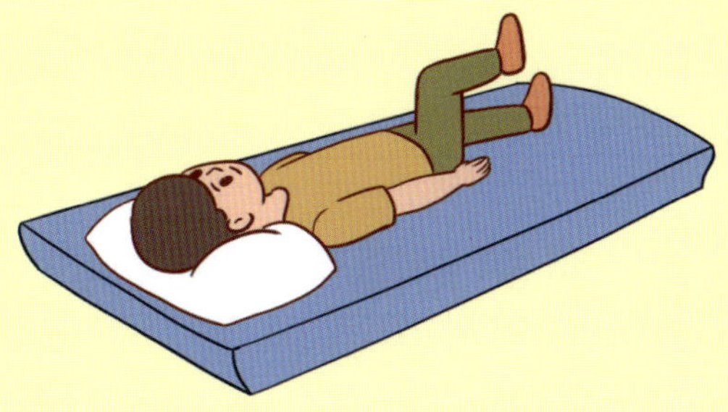

拉伸起坐

每组做 5~10 次，每天做 2~3 组。

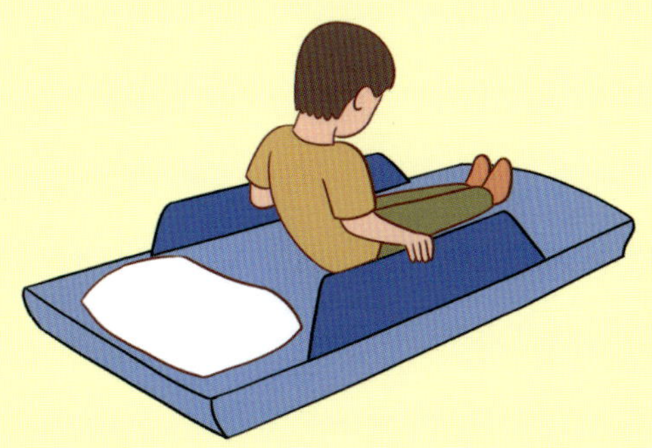

桥式运动

每组做 5~20 次，每天做 2~3 组。

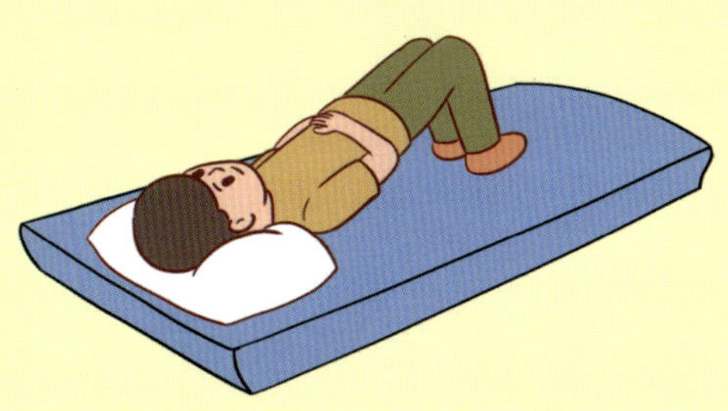

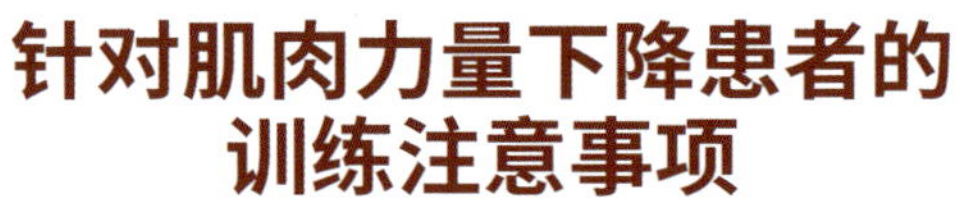

针对肌肉力量下降患者的训练注意事项

（肌力等级应由医生评估确定）

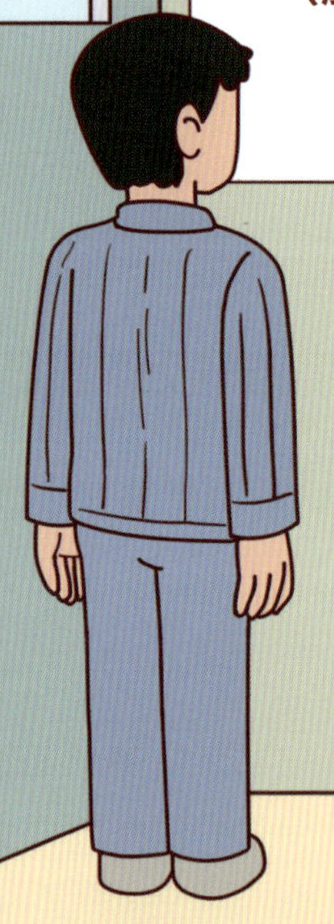

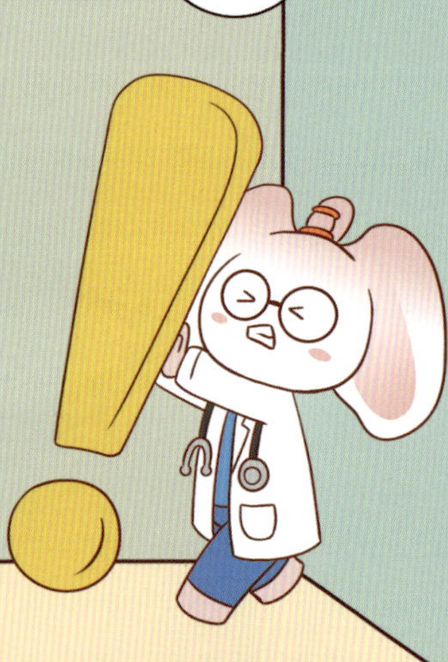

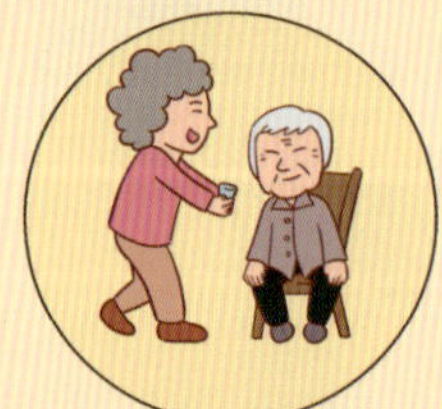

1. 家属陪同。

2. 合理规划。

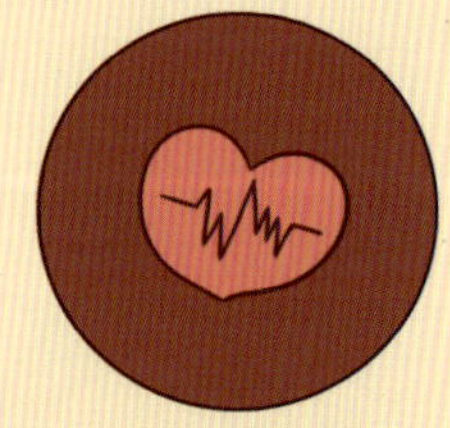

3. 观察变化。

啊！

刚才没做热身运动，腰肌抽筋了。
大爷您可悠着点儿，训练要慢慢来。

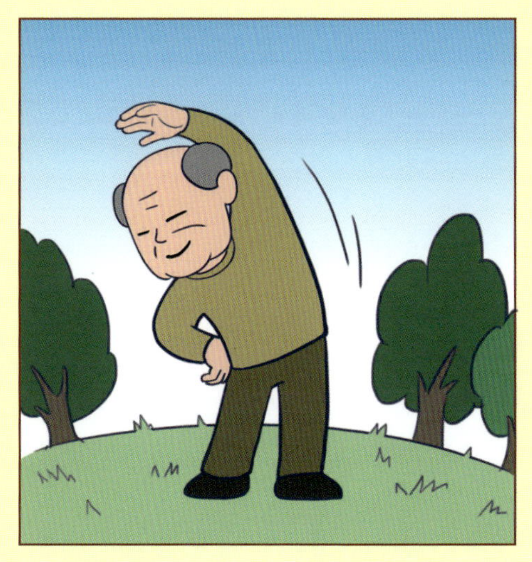

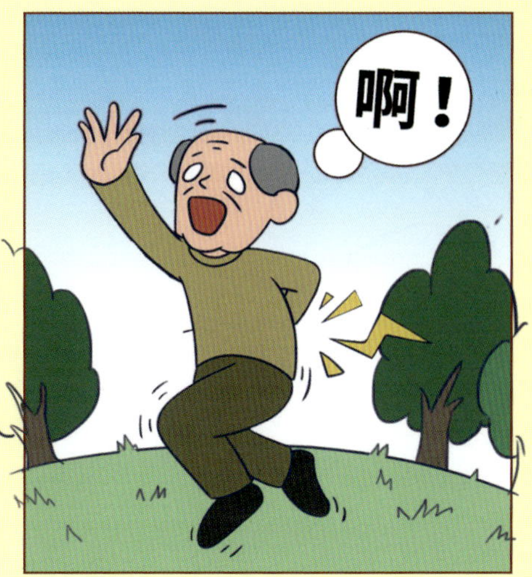

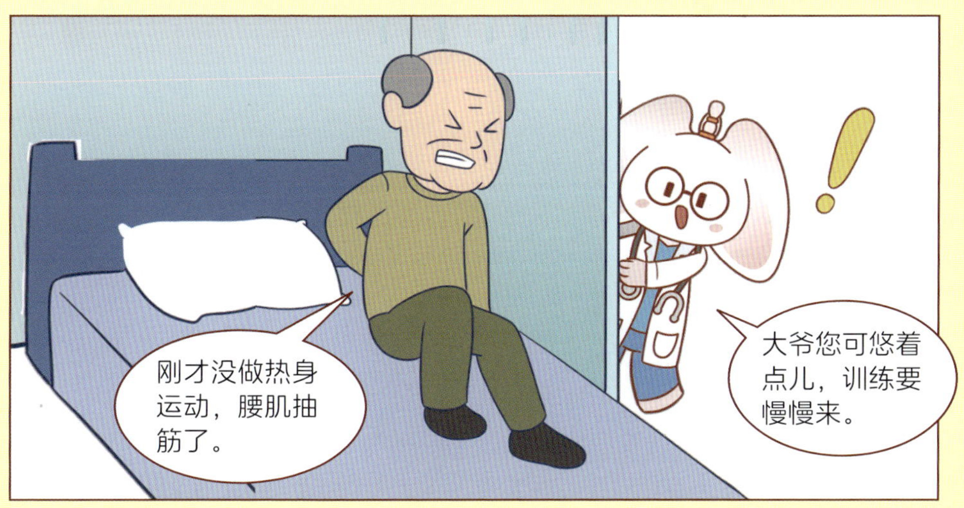

运动康复训练时常犯的错误

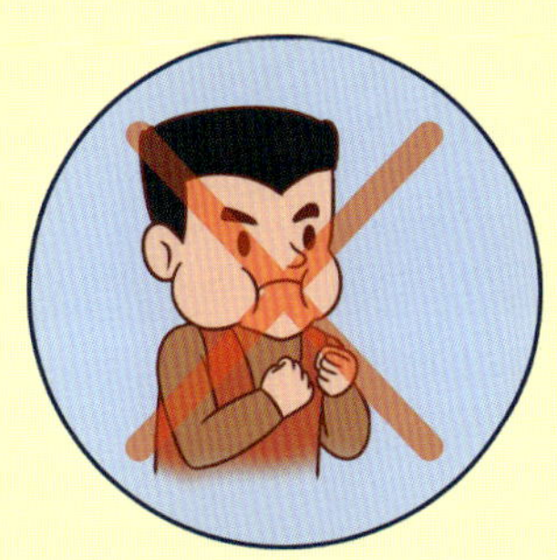

1. 训练时憋气。

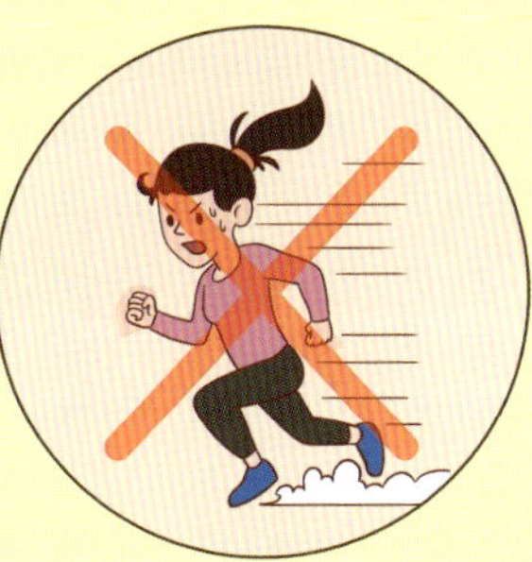

2. 运动强度过大。

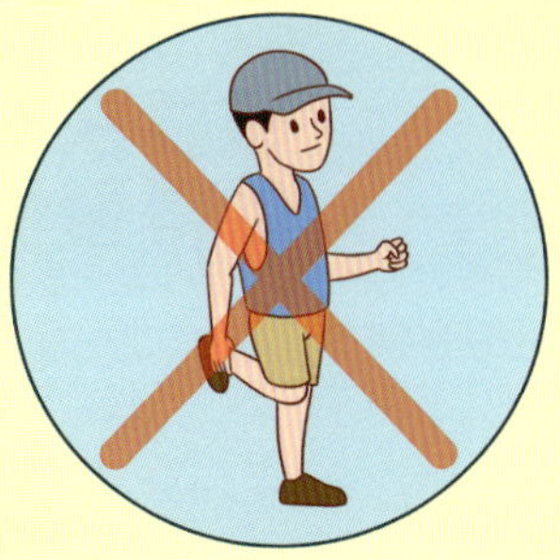

3. 运动前无热身。

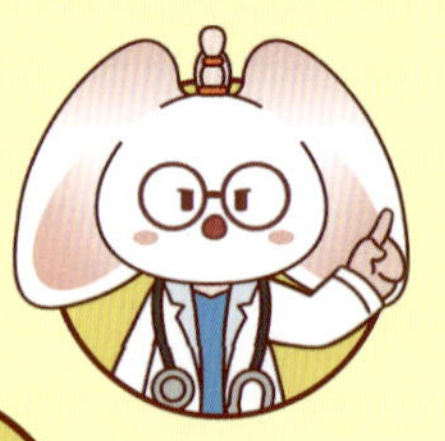

对了，进行运动康复训练时还要注意这些事情，可别忘了！

小贴士

1. 饭前、饭后 **1 小时**不训练。
2. 训练前后应各做 **5~10 分钟**热身。
3. 训练时呼吸应平稳。
4. 出现**胸痛、呼吸困难、头晕、恶心等**不适，应立即停止训练。
5. 根据**个人承受力**循序渐进，避免过度锻炼。

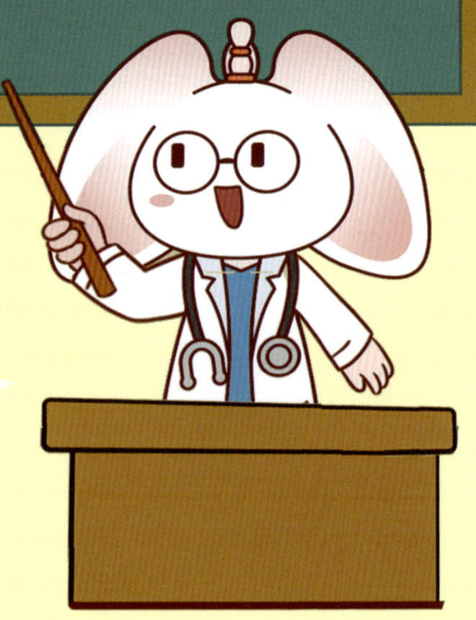

想要快些好，
就得慢慢练！

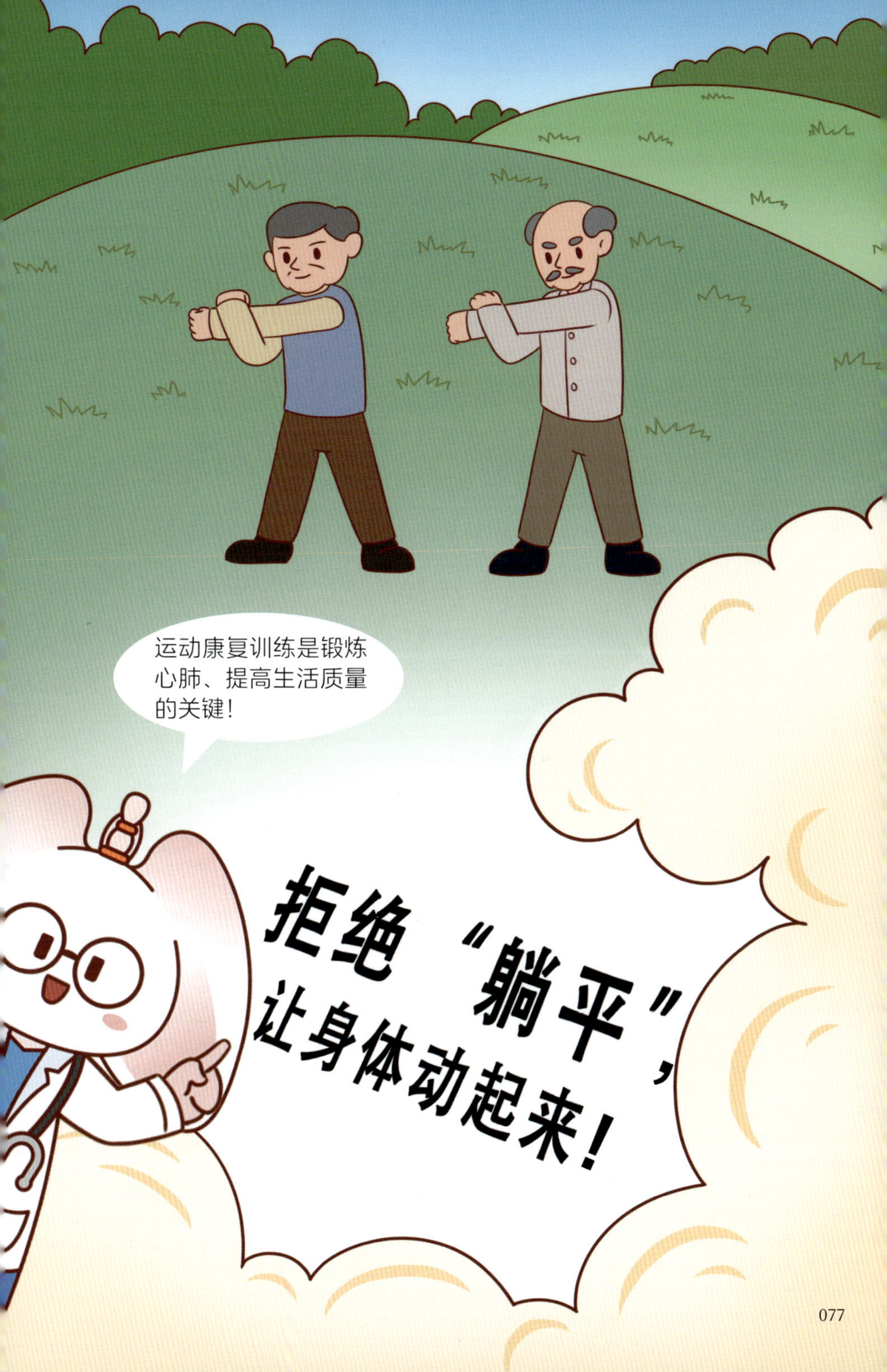
运动康复训练是锻炼
心肺、提高生活质量
的关键！
拒绝“躺平”，
让身体动起来！

第九章

学会这几招，重获呼吸自由

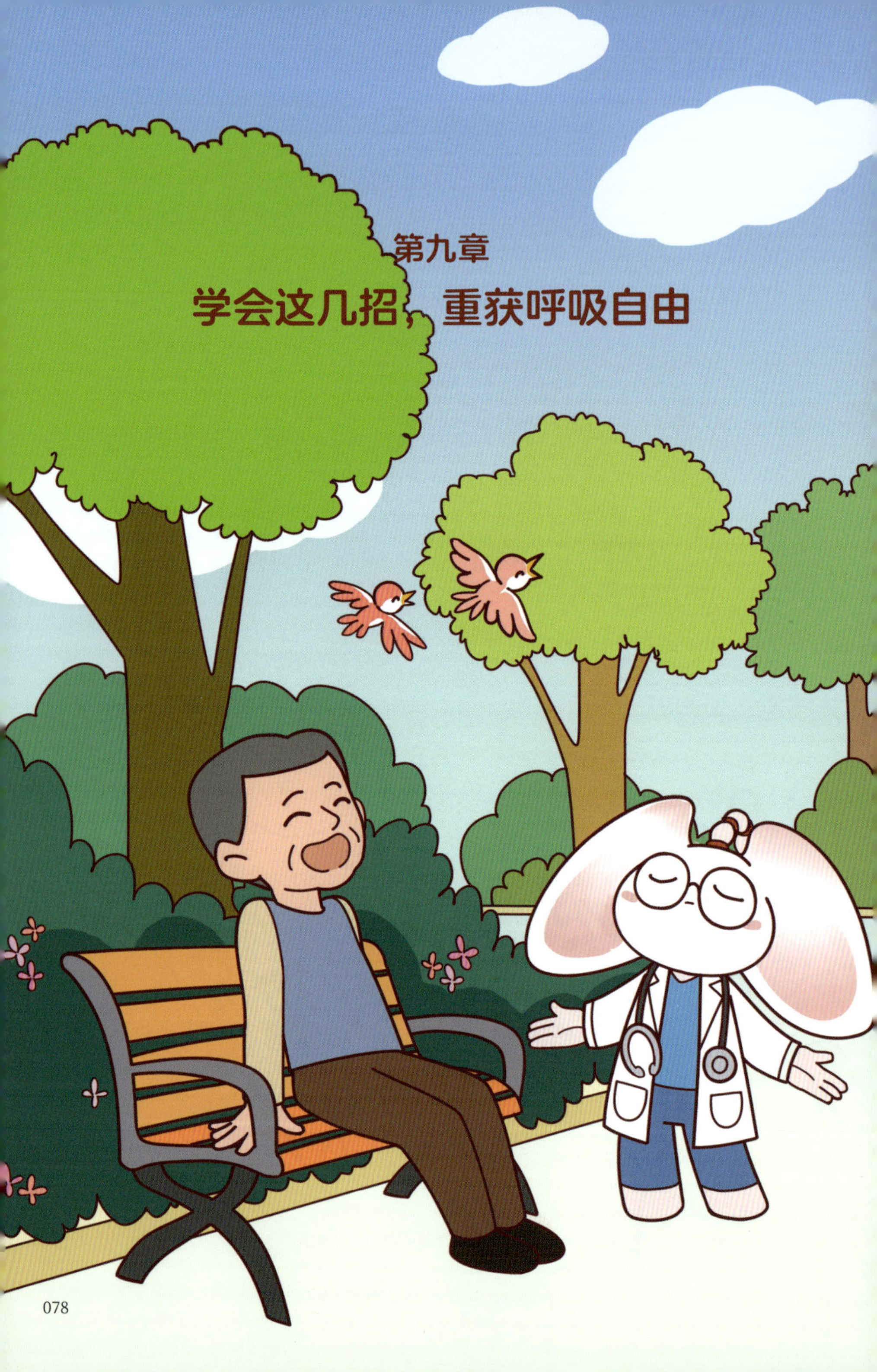

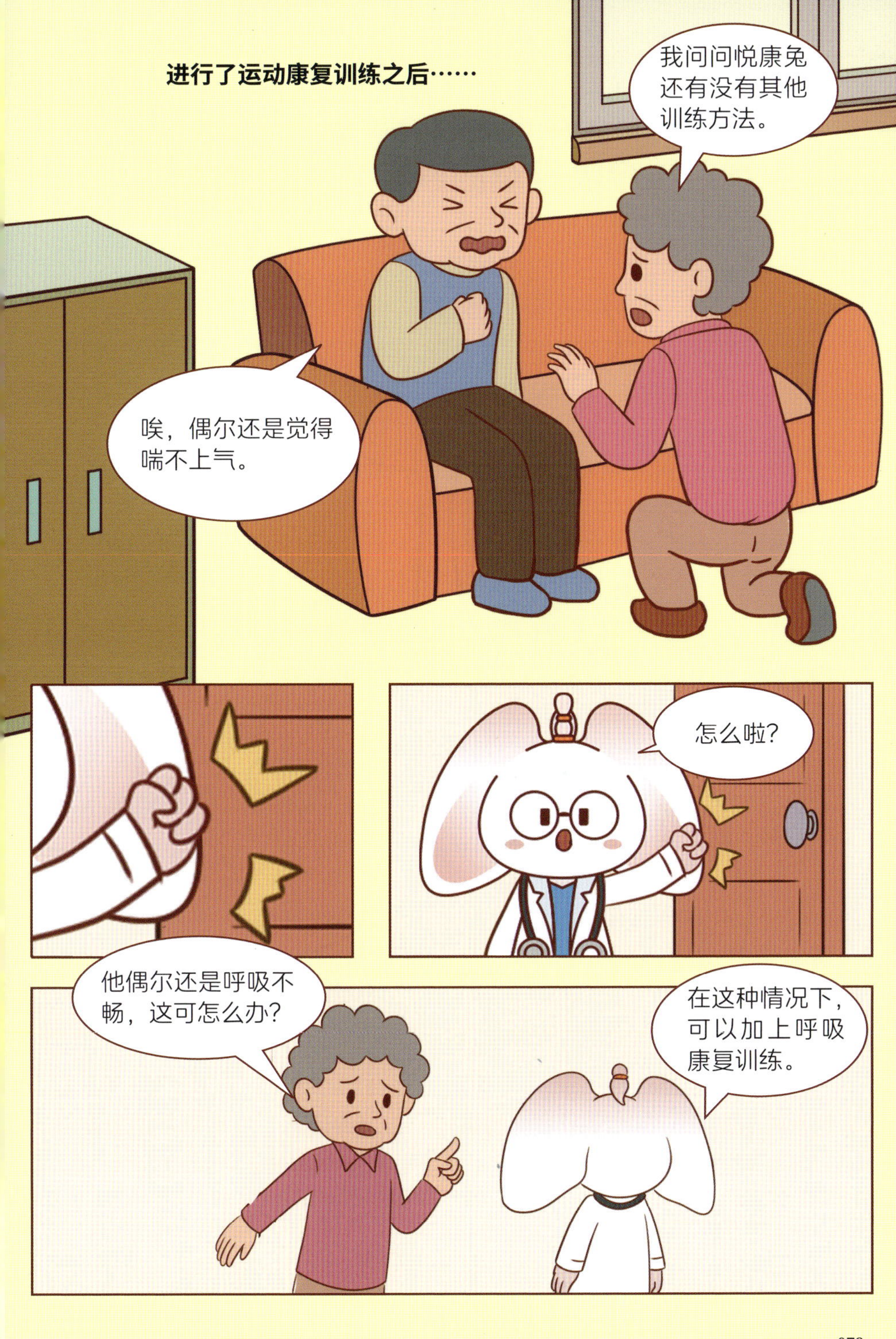
进行了运动康复训练之后……
我问问悦康兔还有没有其他训练方法。
唉，偶尔还是觉得喘不上气。
怎么啦?
他偶尔还是呼吸不畅，这可怎么办?
在这种情况下，可以加上呼吸康复训练。

慢性阻塞性肺疾病患者呼吸困难的原因

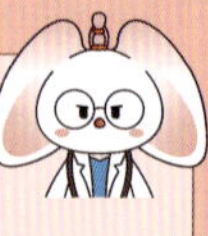

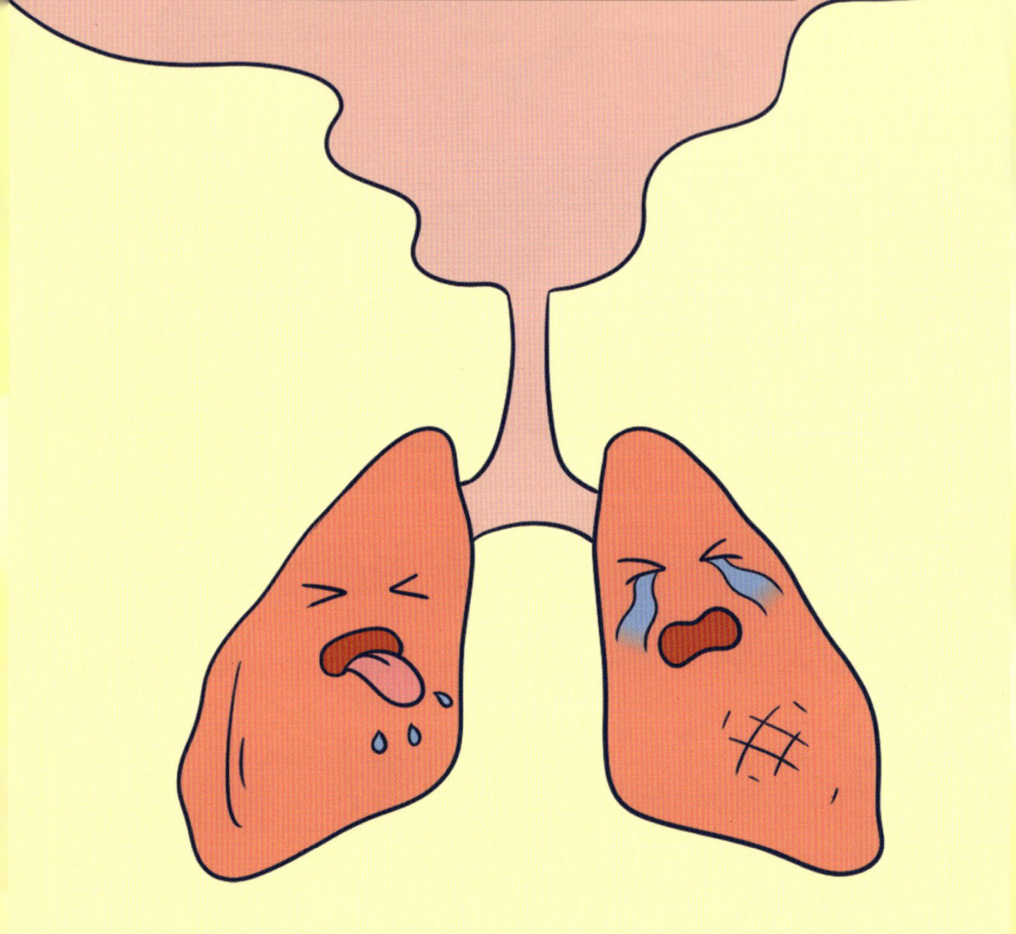

1. 肺部过度膨胀

肺气肿患者肺泡回缩力减弱，气体滞留在体内。

2. 气道狭窄、堵塞

肺内残气排出受阻，肺通气能力下降。

3. 情绪因素

因烦躁、恐惧导致呼吸加快，引起气促、呼吸困难。

4. 呼吸肌因素

呼吸肌疲劳，功能下降。

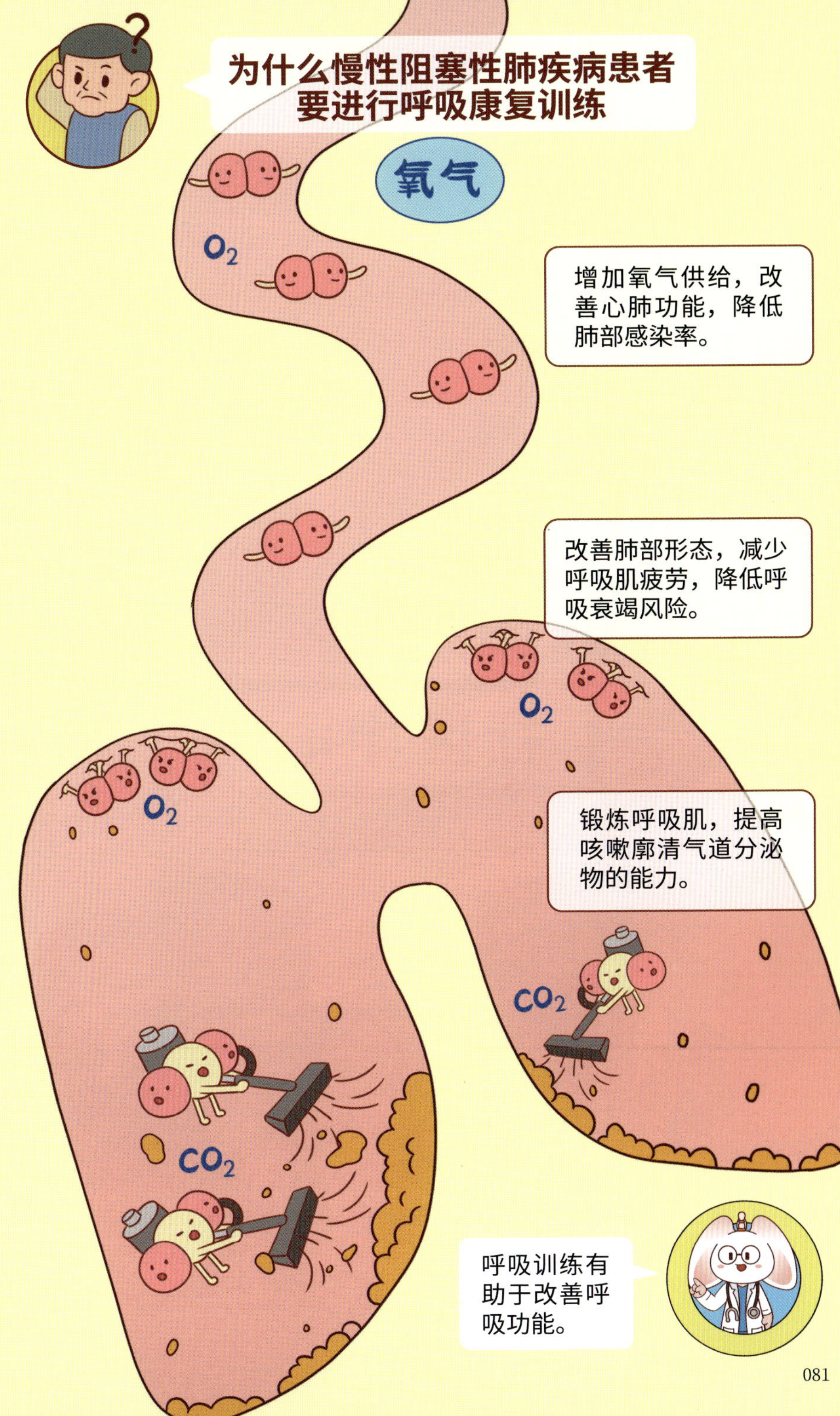
为什么慢性阻塞性肺疾病患者
要进行呼吸康复训练
氧气
O_2
增加氧气供给，改善心肺功能，降低肺部感染率。
改善肺部形态，减少呼吸肌疲劳，降低呼吸衰竭风险。
O_2
O_2
锻炼呼吸肌，提高咳嗽廓清气道分泌物的能力。
CO_2
CO_2
呼吸训练有助于改善呼吸功能。

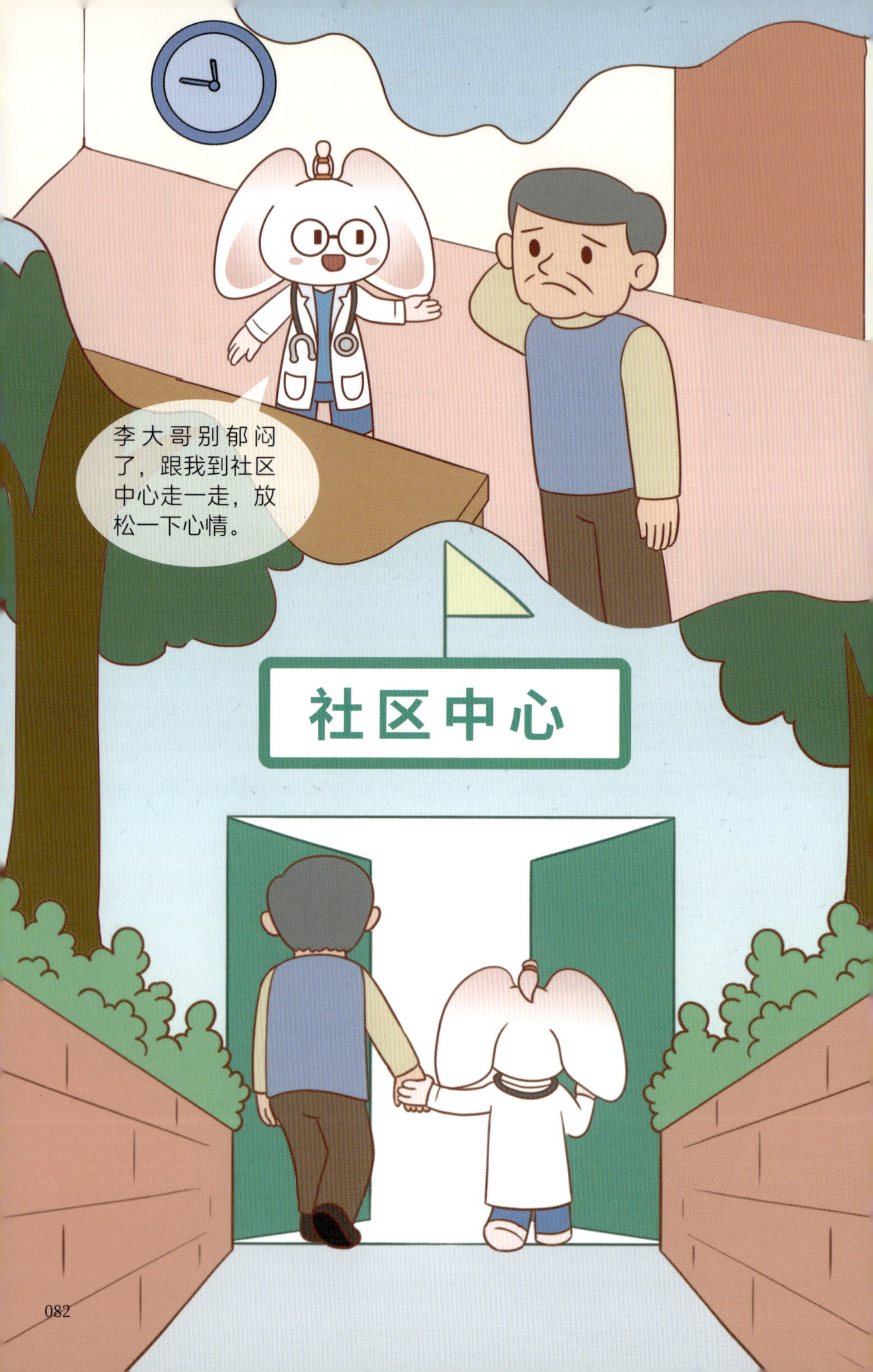
李大哥别郁闷了，跟我到社区中心走一走，放松一下心情。
社区中心

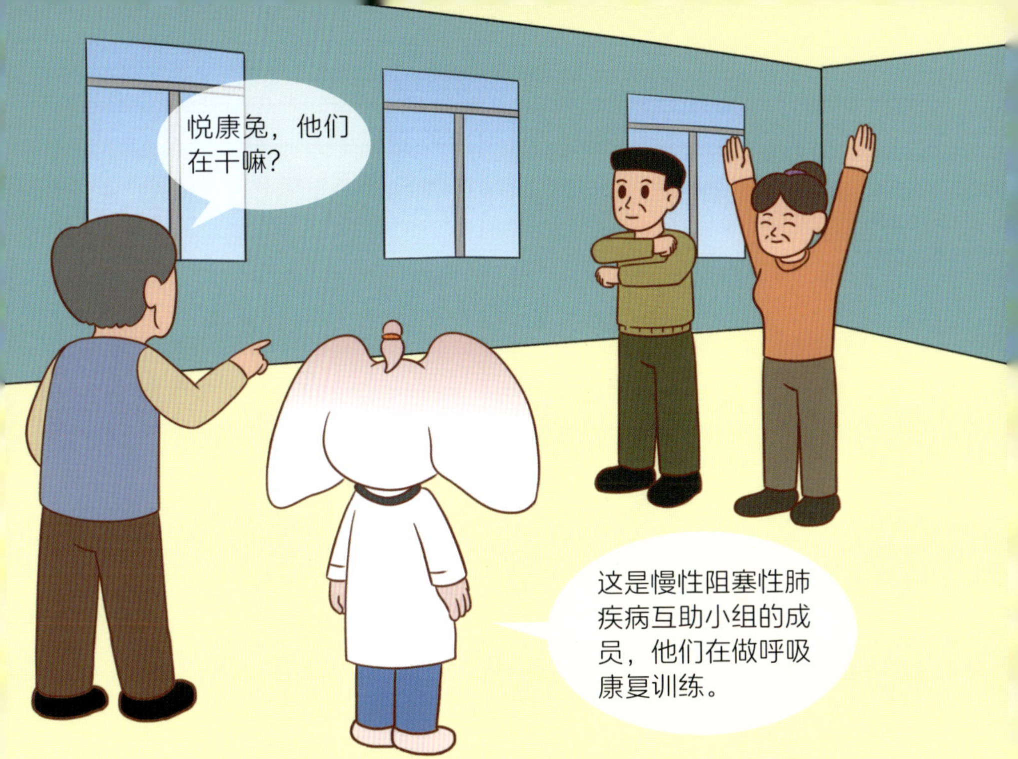

悦康兔，他们在干嘛？

这是慢性阻塞性肺疾病互助小组的成员，他们在做呼吸康复训练。

腹式呼吸训练

每天 2~3 次，每次 8~10 组。

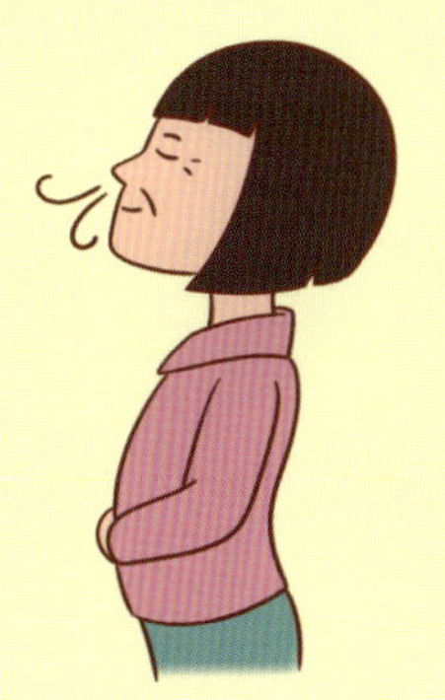

1. 用鼻吸气时，用手感受腹部向外隆起，缓慢吸气。

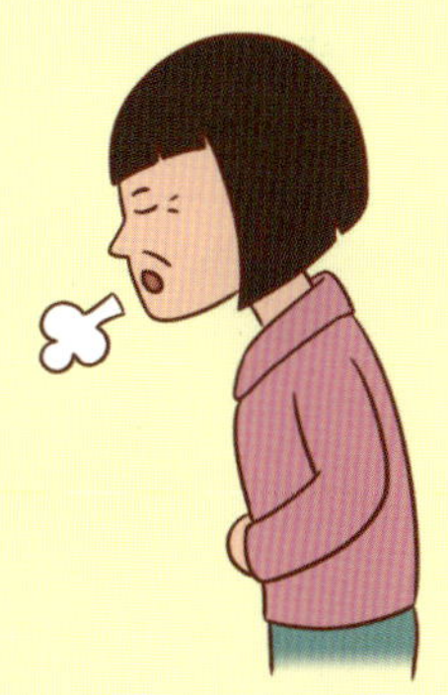

2. 用嘴呼气时，腹部收缩，手向腹部推压，噘起嘴唇，缓慢吐气。

注意：如患者坐着练习，脚要着地，背要挺直，一手放于腹部，一手放于胸部，吸气时尽力挺腹，胸部不动。

看着好复杂。

还有更简单的训练动作，李大哥跟着我一起试试。

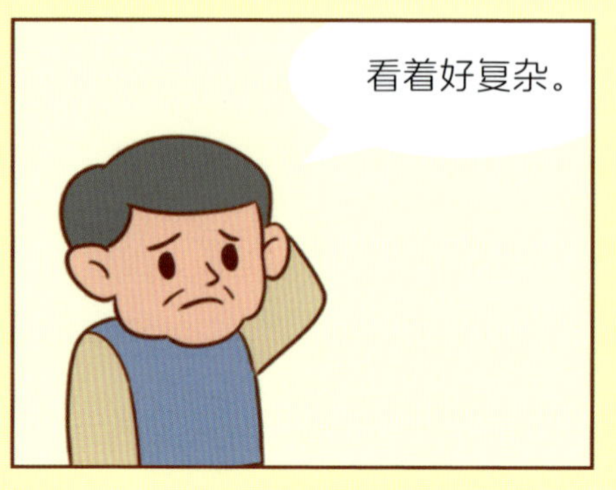

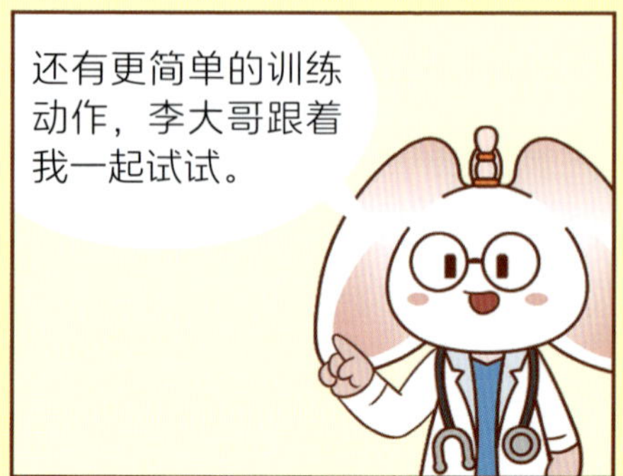

缩唇呼气训练

每天 2~3 次，每次 20 分钟。

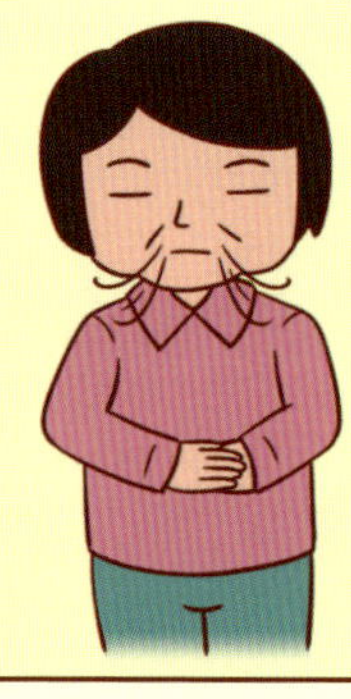

1. 鼻腔缓慢深吸气，直到无法吸入为止。

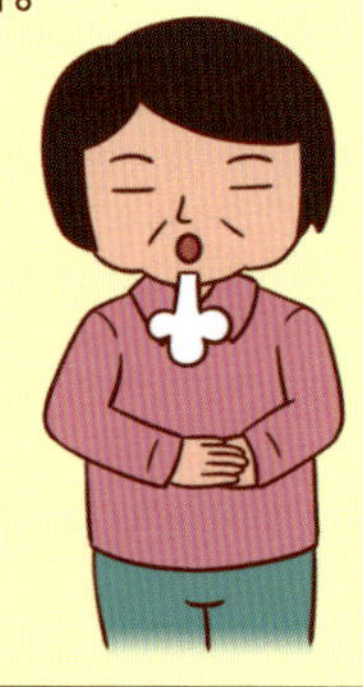

2. 保持如吹口哨般的缩唇姿势。

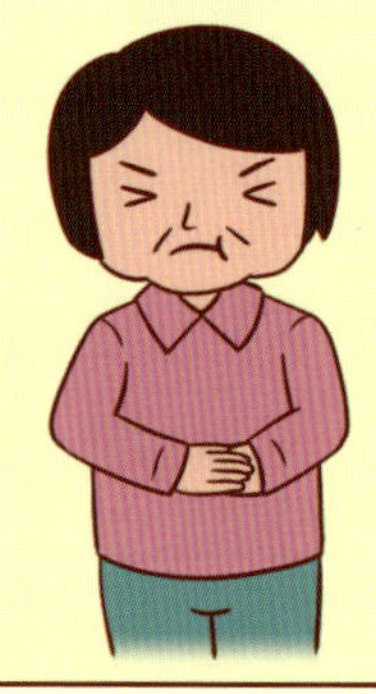

3. 缓慢呼气（用力将肺排空）。

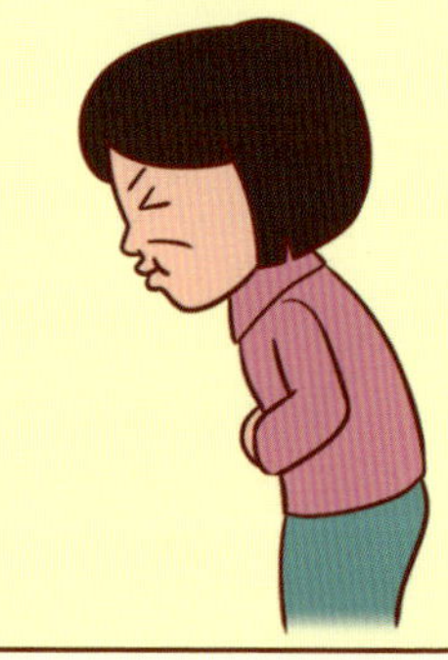

缩唇姿势（侧面）。

注意：缩唇呼气训练有利于肺内气体排出。

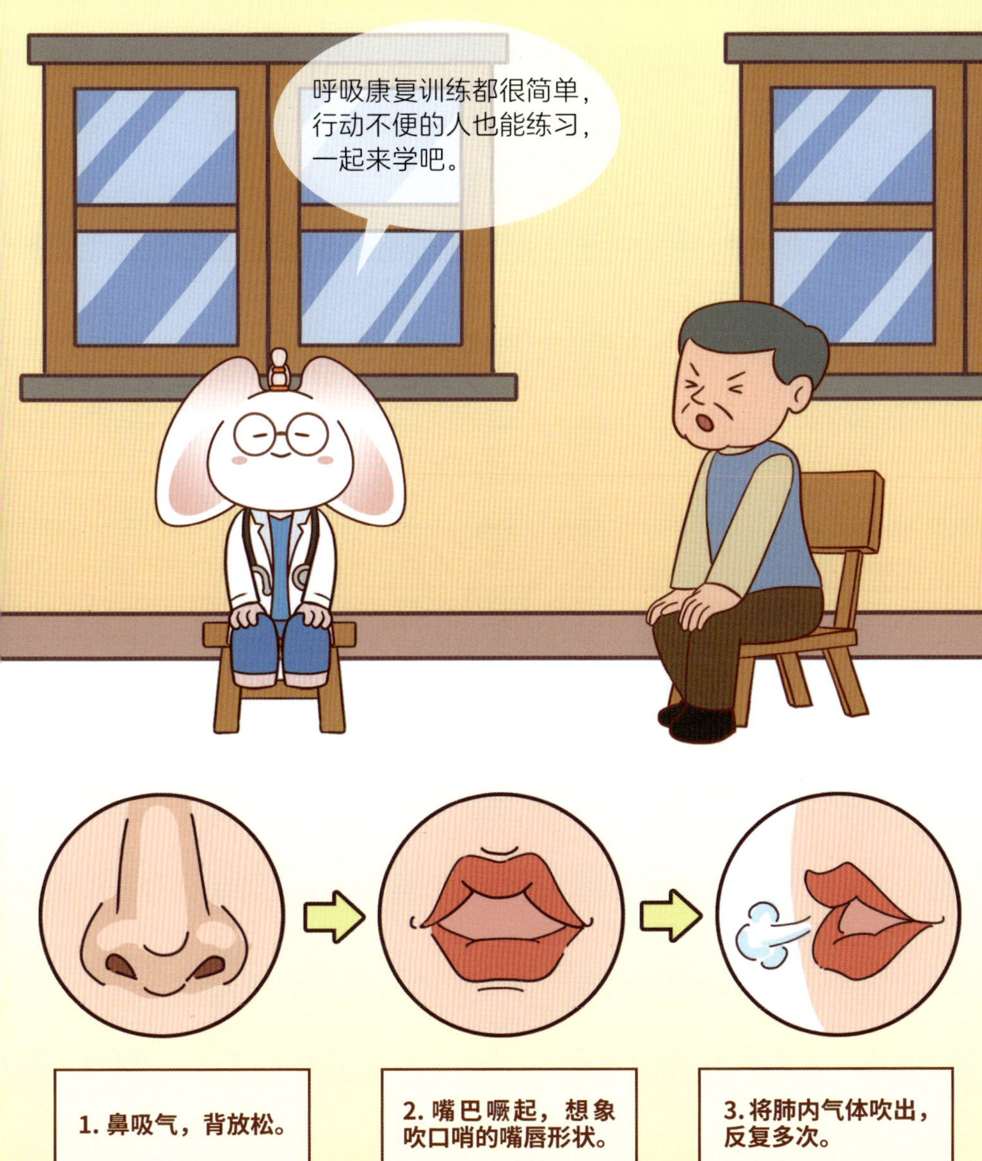
呼吸康复训练都很简单，
行动不便的人也能练习，
一起来学吧。
1. 鼻吸气，背放松。
2. 嘴巴噘起，想象
吹口哨的嘴唇形状。
3. 将肺内气体吹出，
反复多次。

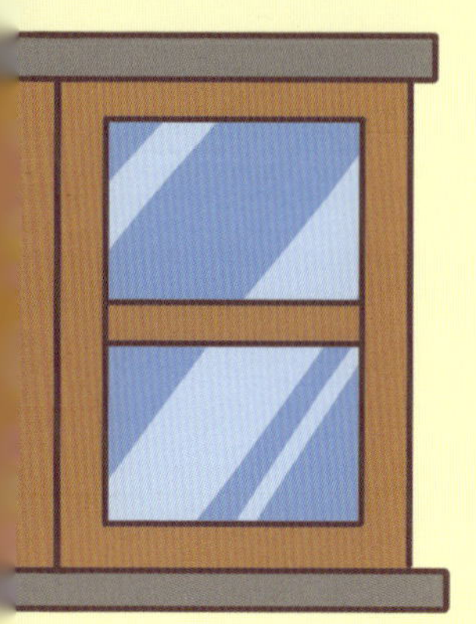

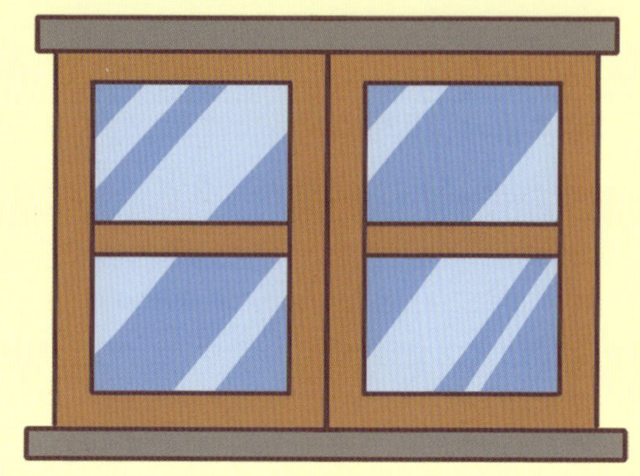

掌握正确的咳嗽办法，可以帮助清除气道分泌物。

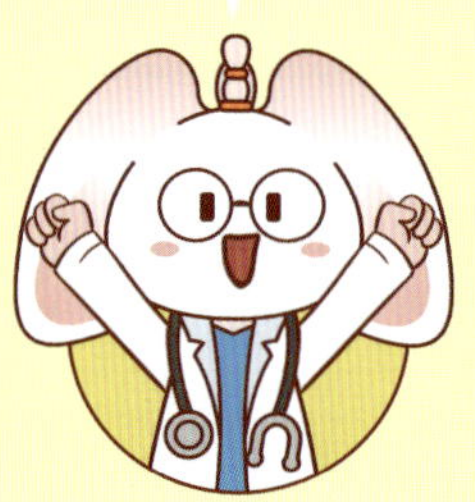

有效咳嗽动作

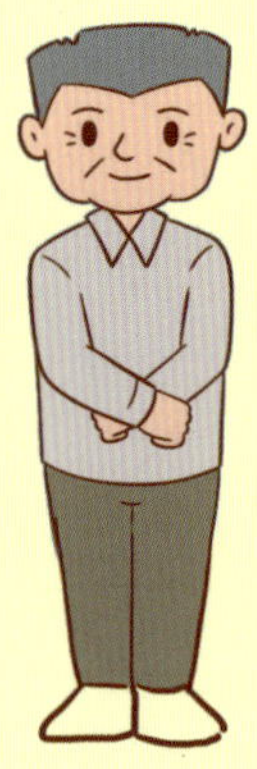

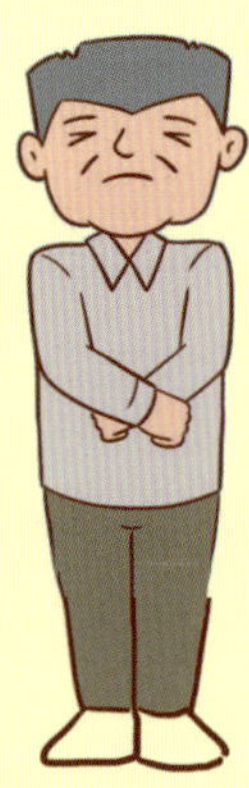

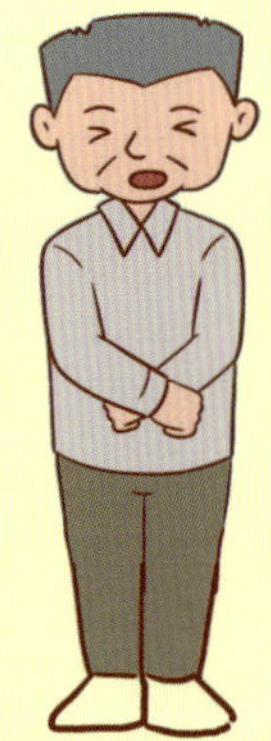

1. 患者双手交叉置于脐周。

2. 深呼吸及鼓腹后，做咳嗽动作。

3. 身体保持前倾，双手往后压迫腹部，尽力咳出痰液。

振动正压呼气（OPEP）排痰装置

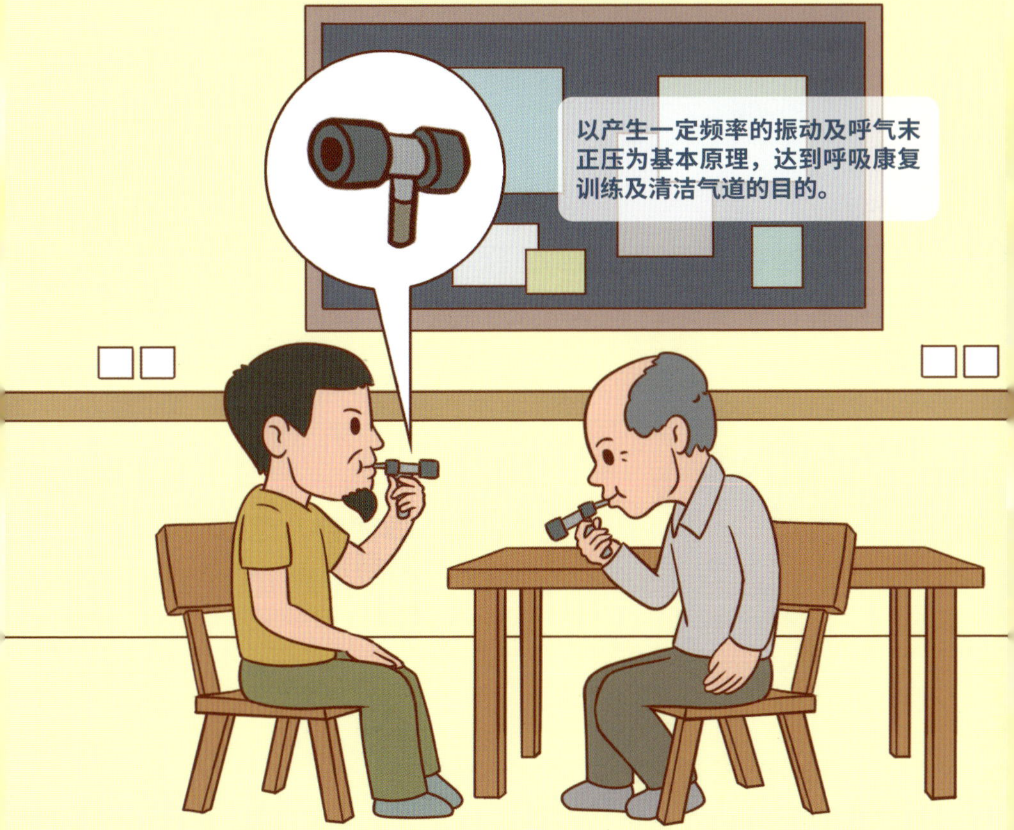

以产生一定频率的振动及呼气末正压为基本原理，达到呼吸康复训练及清洁气道的目的。

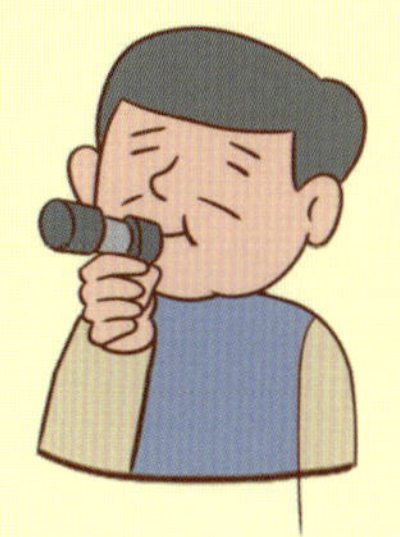

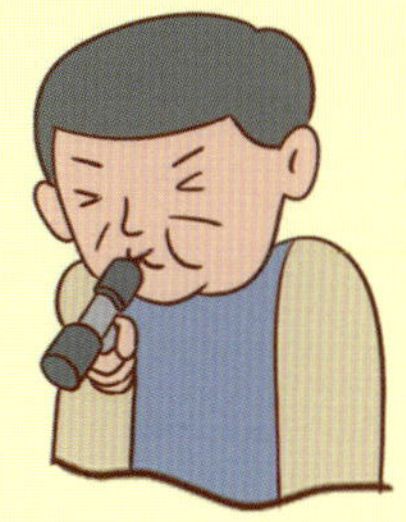

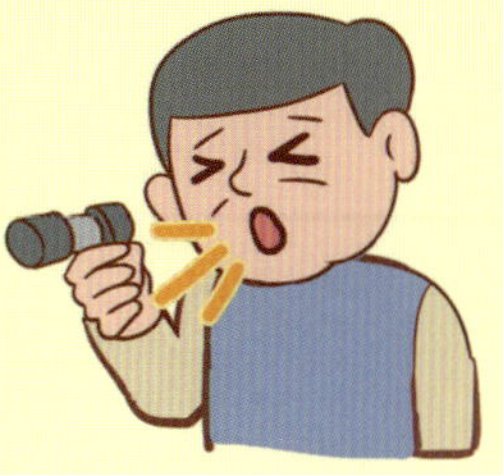

1. 患者用嘴含住呼吸器，用鼻子吸气。

2. 身体前倾，将口中的气快速呼出去，重复此动作，10 次为 1 组。

3. 尝试咳嗽两下。

注意：每位患者需要早、中、晚各做1次，每次需要重复10组动作。

我试试。

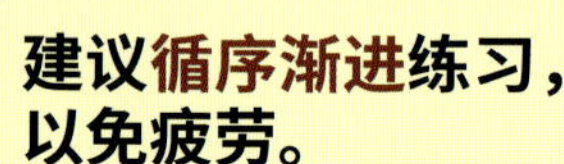

建议循序渐进练习，
以免疲劳。

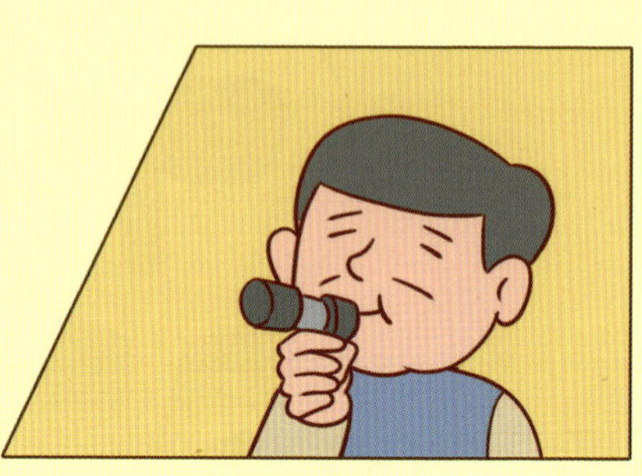

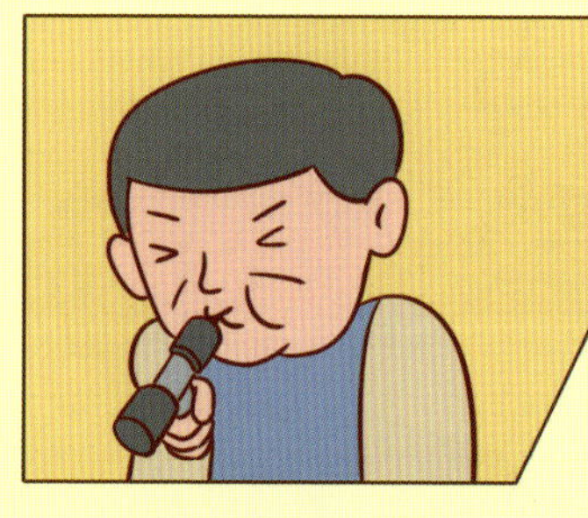

如出现疲劳、乏力、
头晕等情况，

应减少训练时间、
次数或暂时停止训练。

感觉气顺了，
没那么难受了。

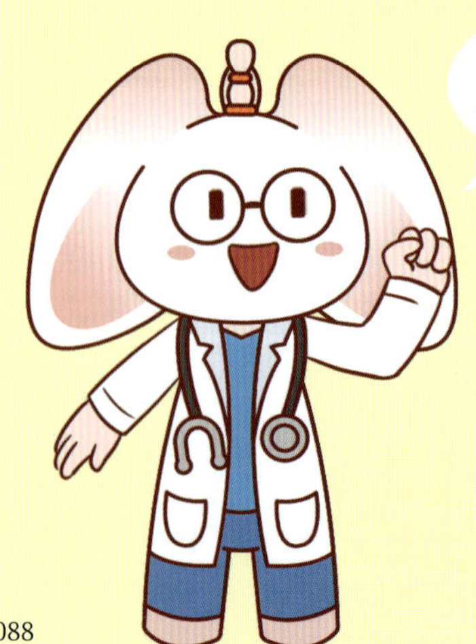

多多练习，我们总有
一天会呼吸畅快的！

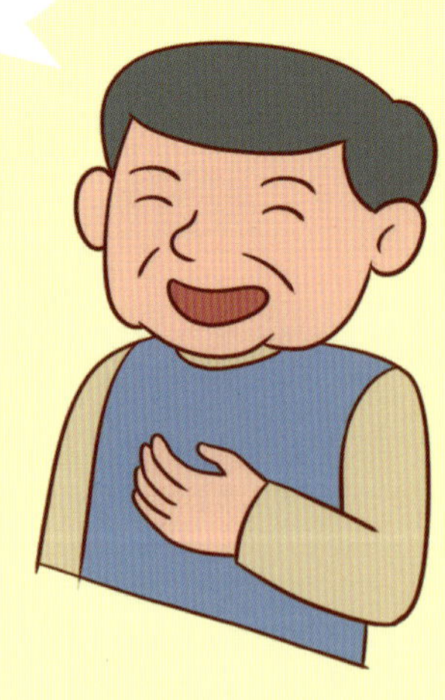

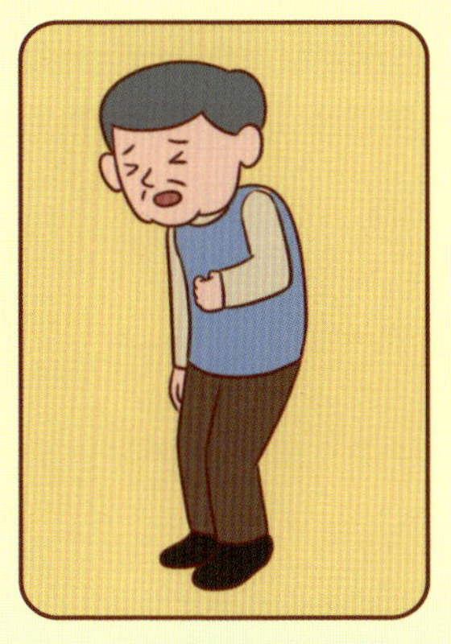

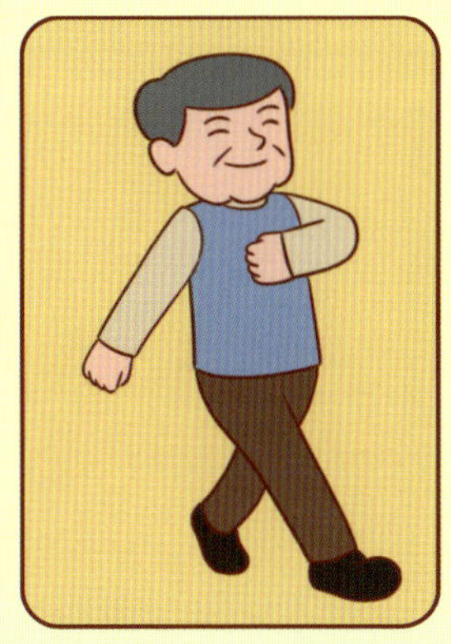

经过一段时间练习，
李大哥不仅自己训练自如，
还能教其他病友做训练动作。

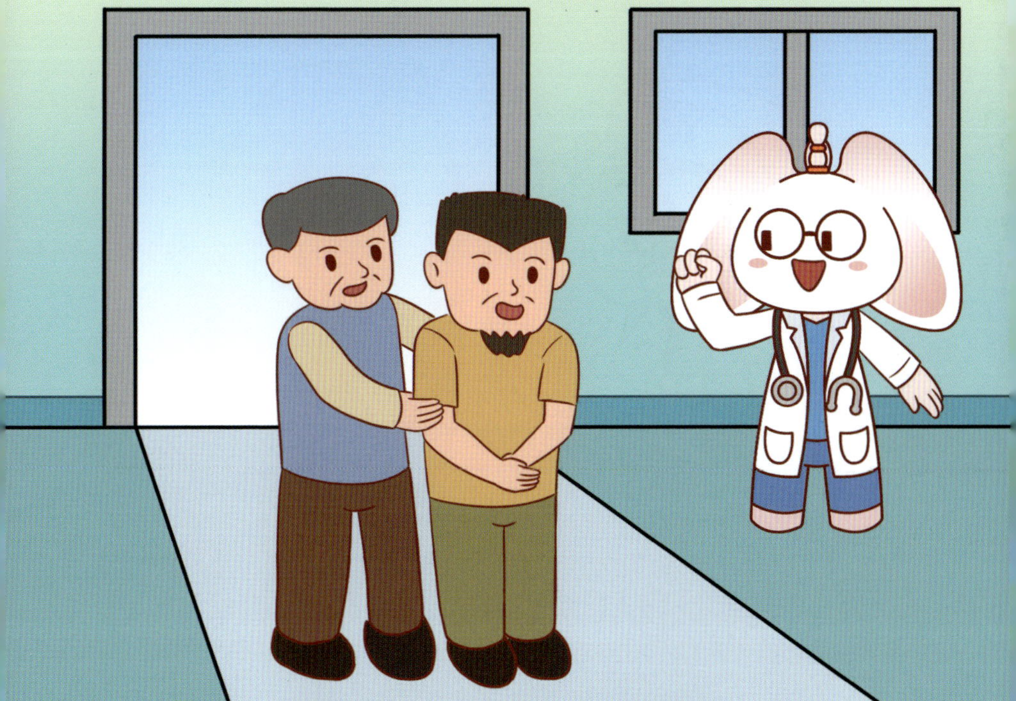

慢性阻塞性肺疾病要综合管理，吃药、氧疗、食补、运动、康复训练，样样都得来，坚持才能看到效果。

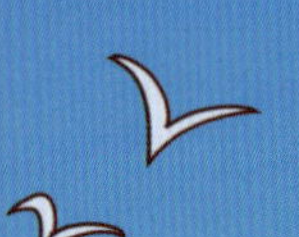

第十章

患者分享会：早诊早治，健康早至

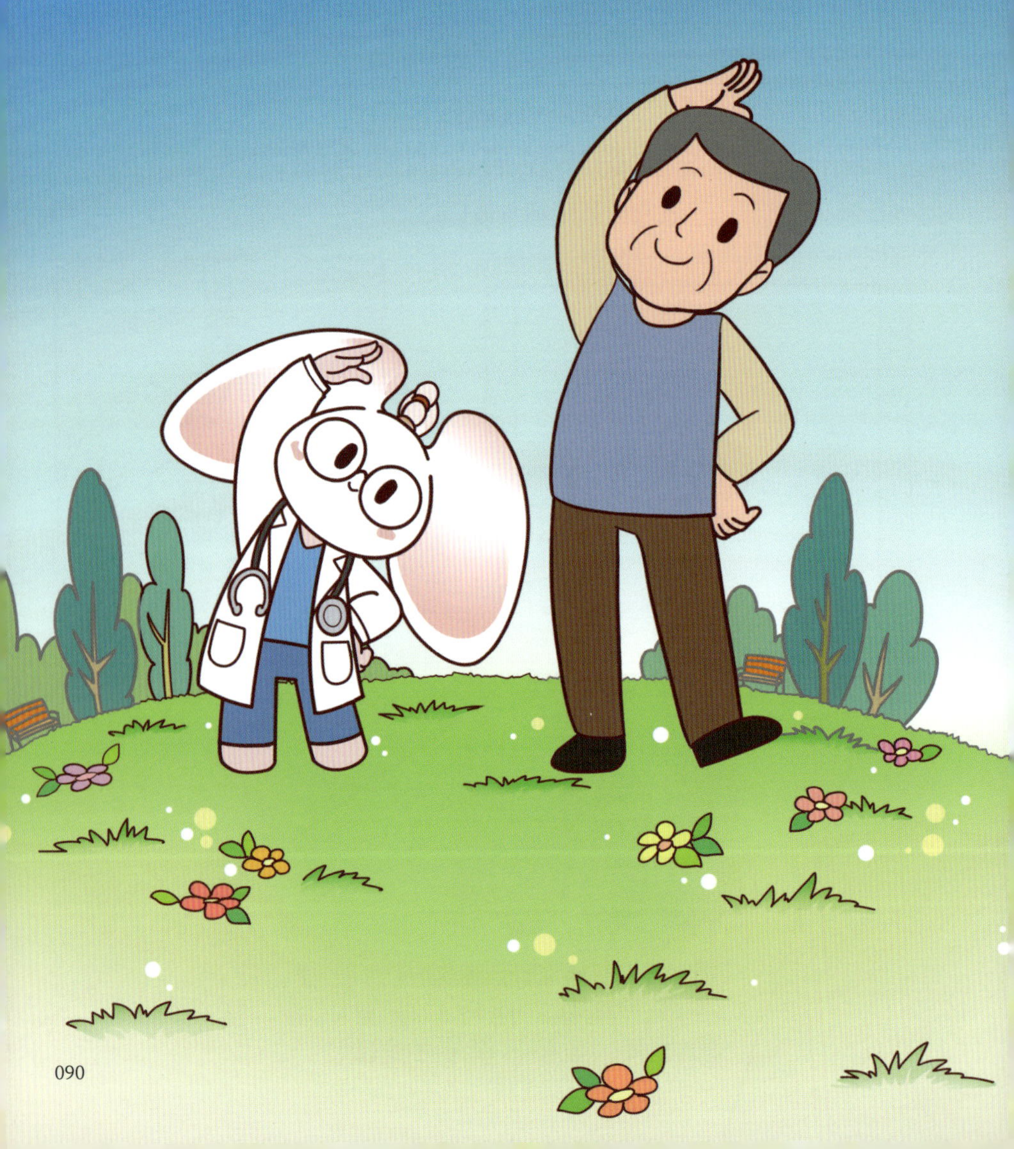

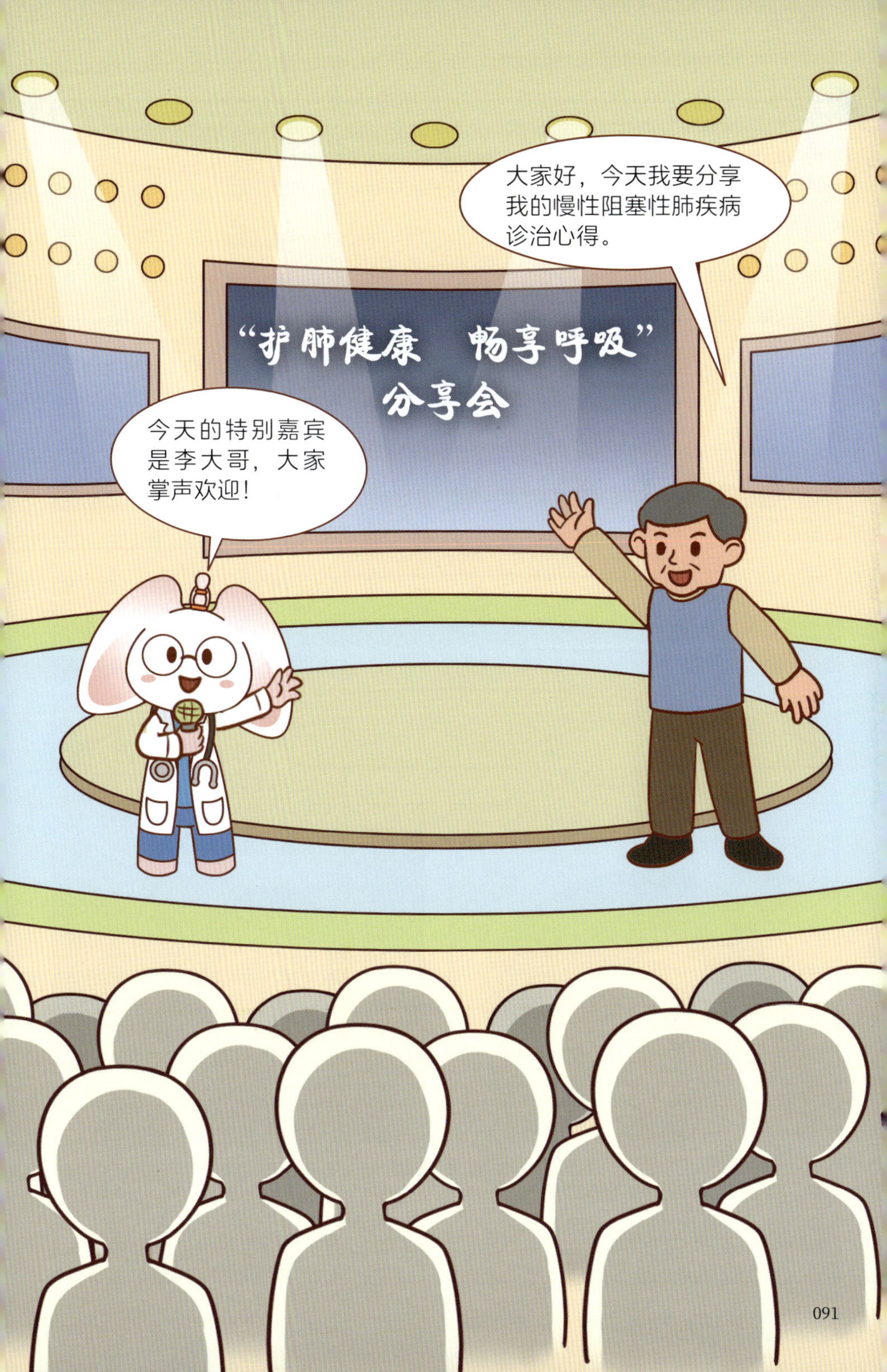

大家好，今天我要分享我的慢性阻塞性肺疾病诊治心得。
“护肺健康　畅享呼吸”
分享会
今天的特别嘉宾是李大哥，大家掌声欢迎！

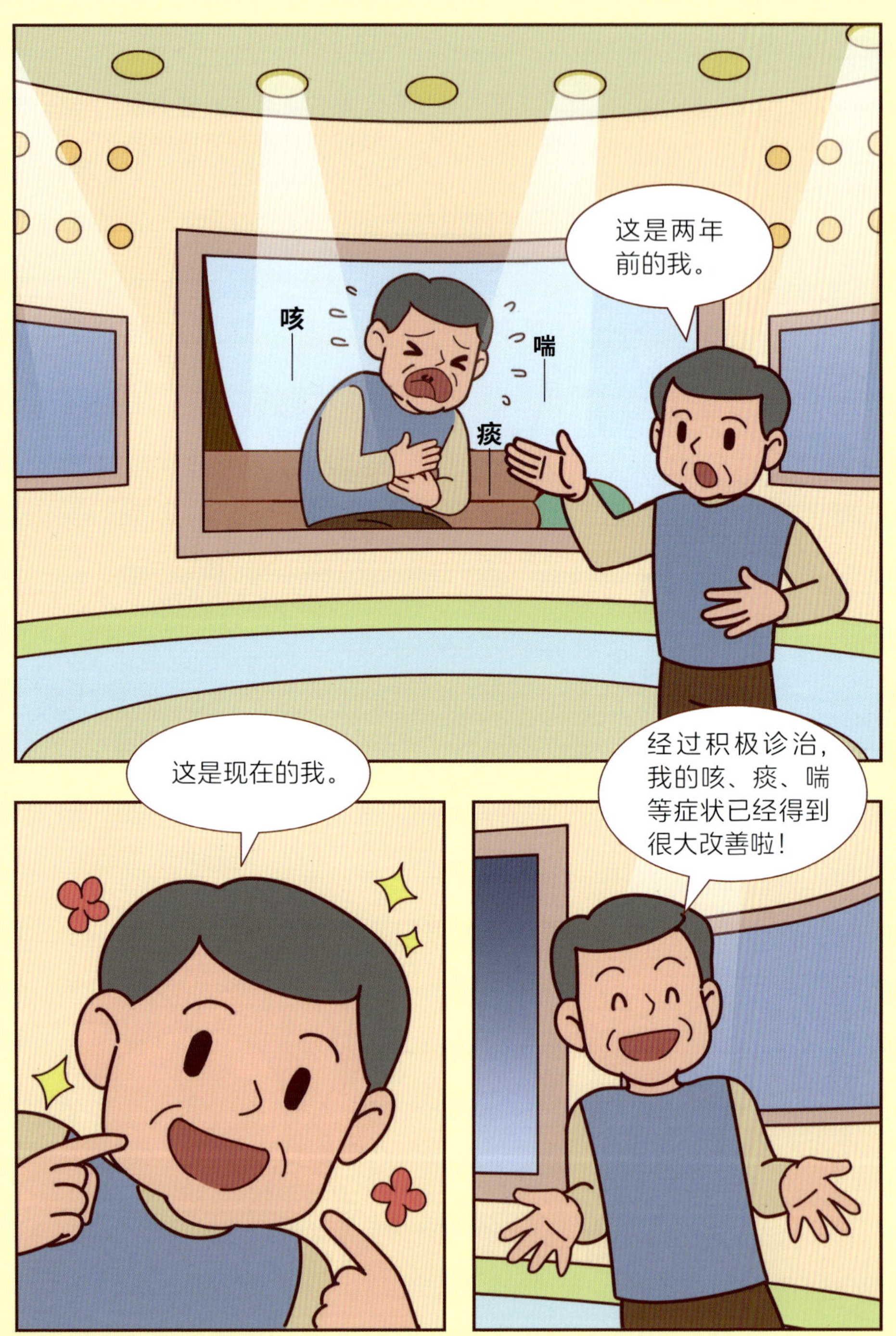
这是两年
前的我。
咳
喘
痰
这是现在的我。
经过积极诊治，
我的咳、痰、喘
等症状已经得到
很大改善啦！

预防要重视

我吸了20多年的烟，直到咳喘不断，才去做肺功能检查，最终确诊了慢性阻塞性肺疾病。

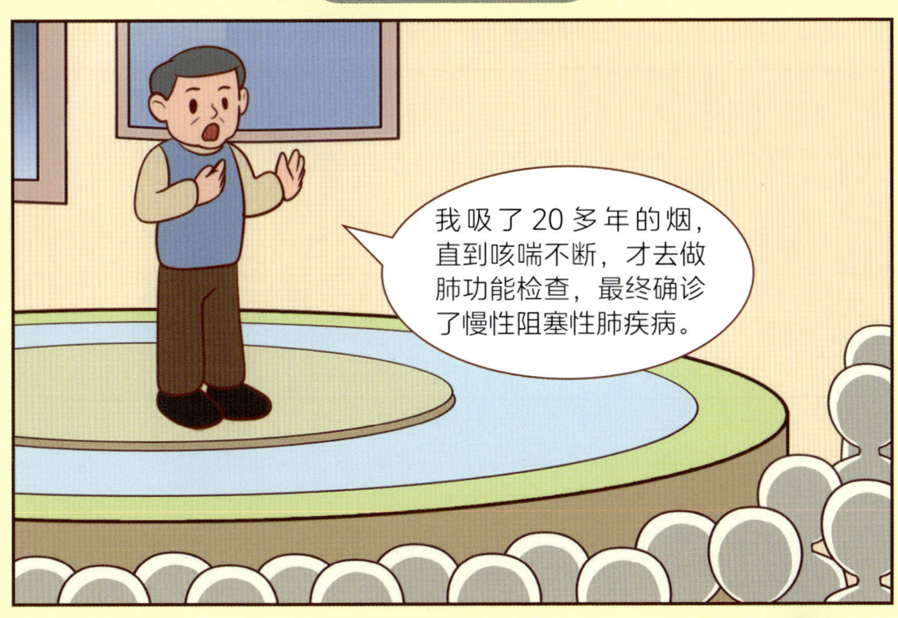

做好预防

符合以下情况的朋友，每年一次的肺功能检查很有必要！

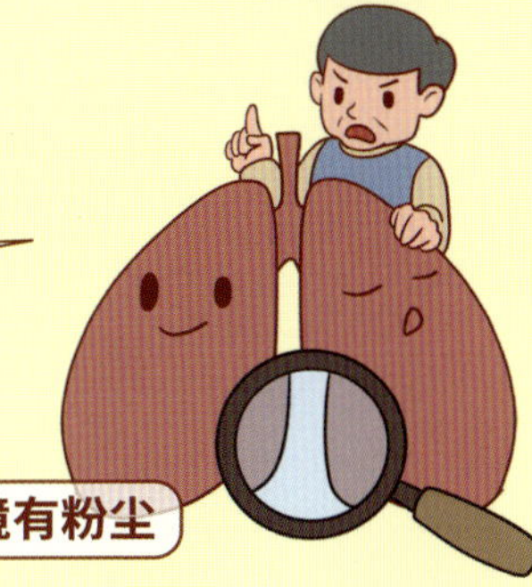

40岁以上　**有长期吸烟史**　**工作环境有粉尘**

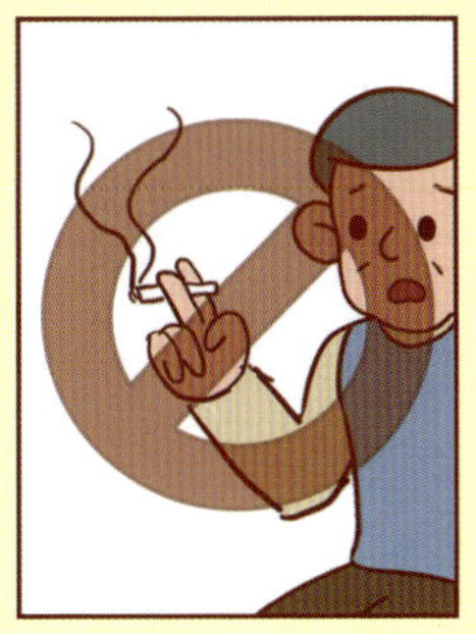

1. 戒烟。

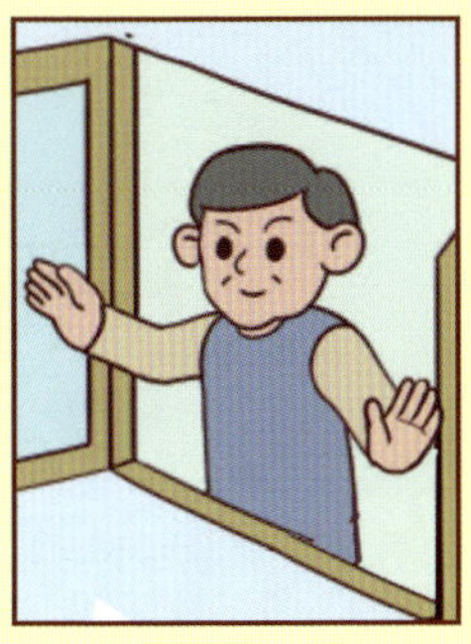

2. 保持所处环境空气流通。

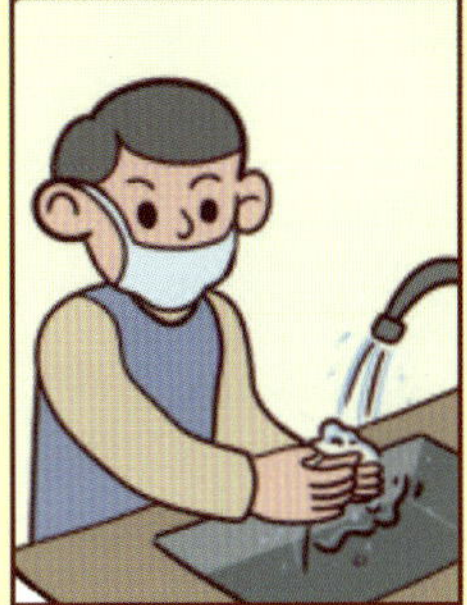

3. 做好职业防护。

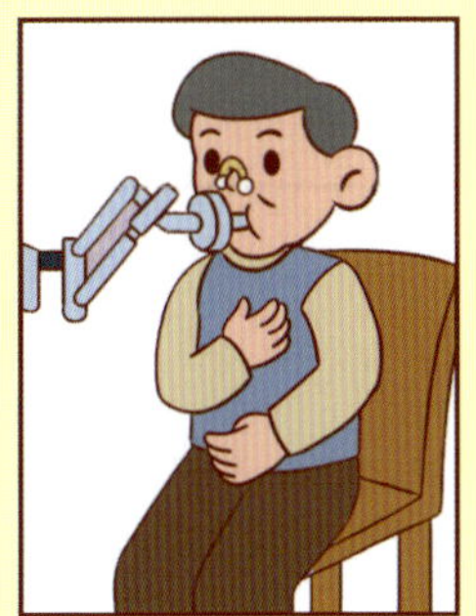

4. 40岁以上建议每年做1次肺功能检查。

诊断要及时

我一开始以为是感冒，不重视，直到出现呼吸困难才去医院，幸好不算太晚，经过积极治疗，我的病情才稳定下来。

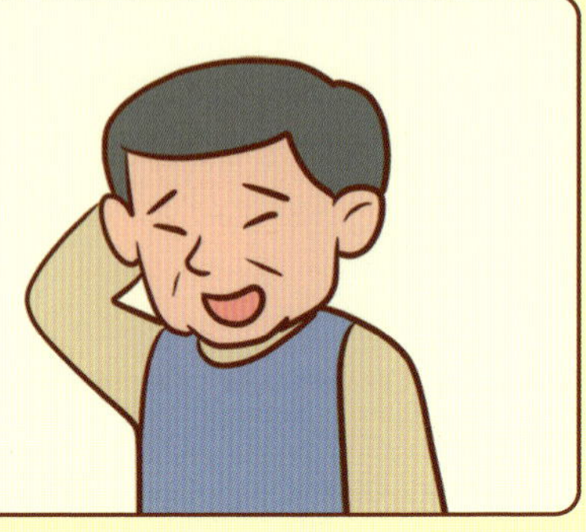

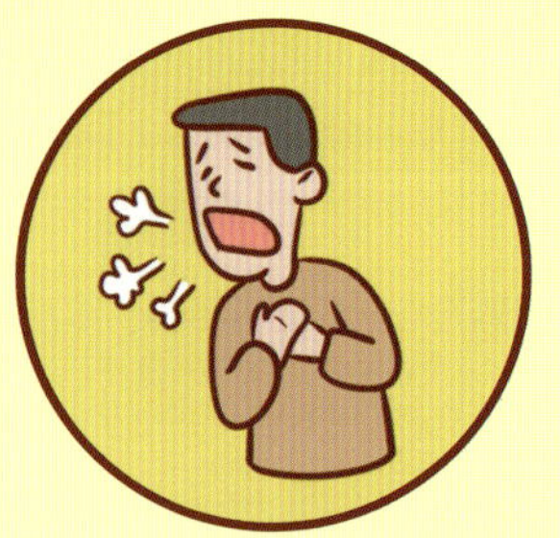

1. 咳嗽

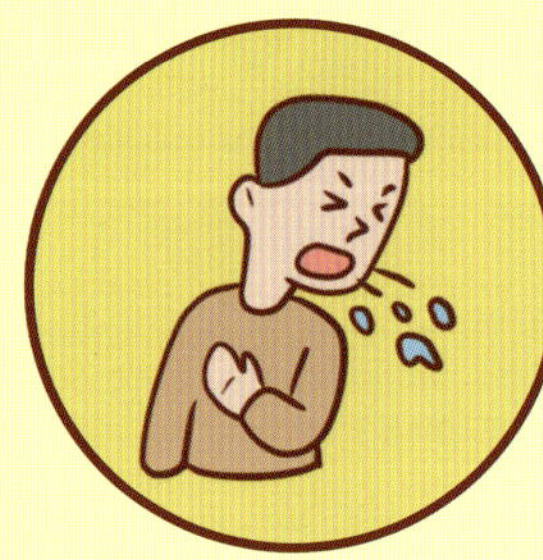

2. 咳痰

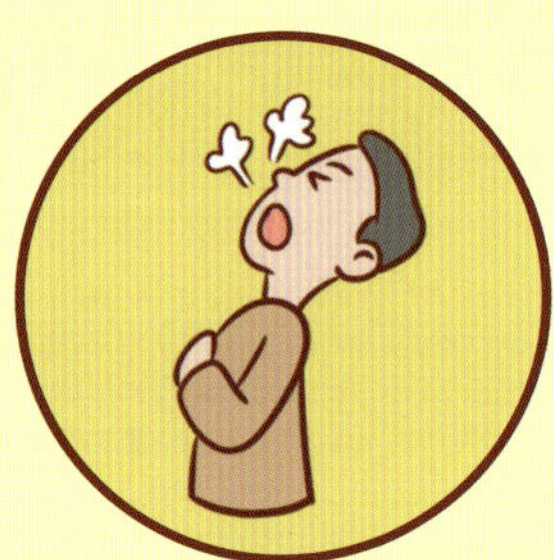

3. 呼吸困难

注意

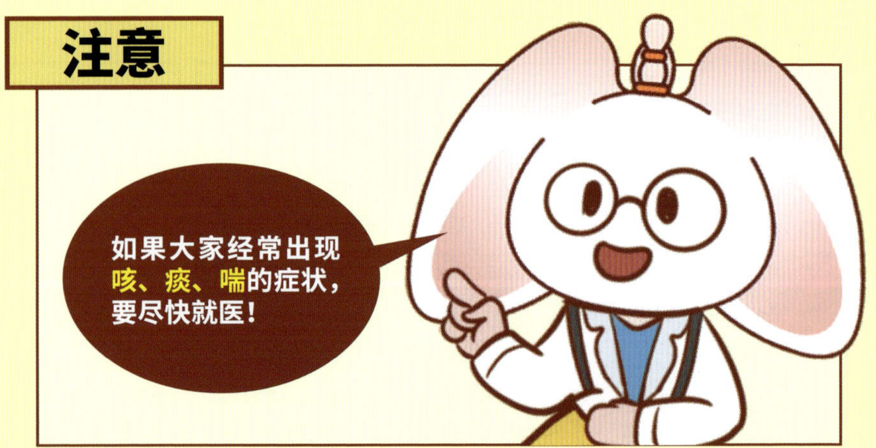

用药要规律

病好了一点儿后，我以为没事了，擅自停药，导致呼吸困难加重。

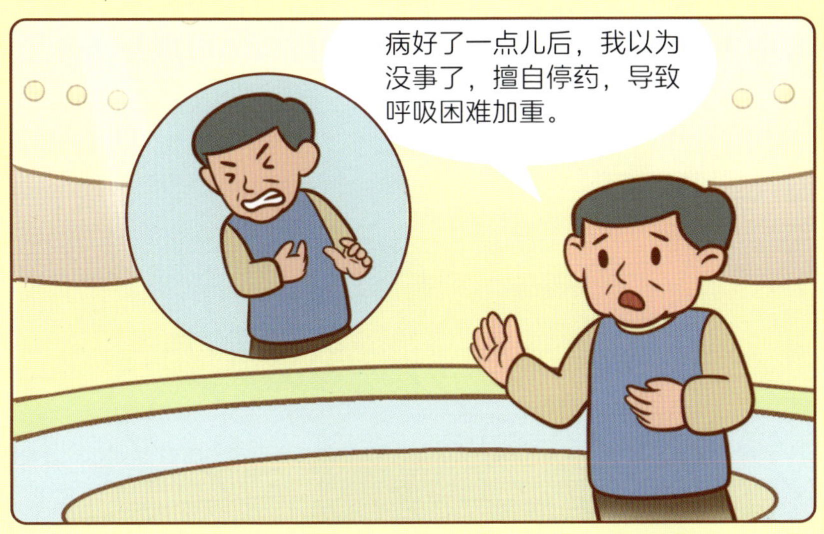

如需要同时服用多种药物，一定要咨询医生，切勿擅自停药。

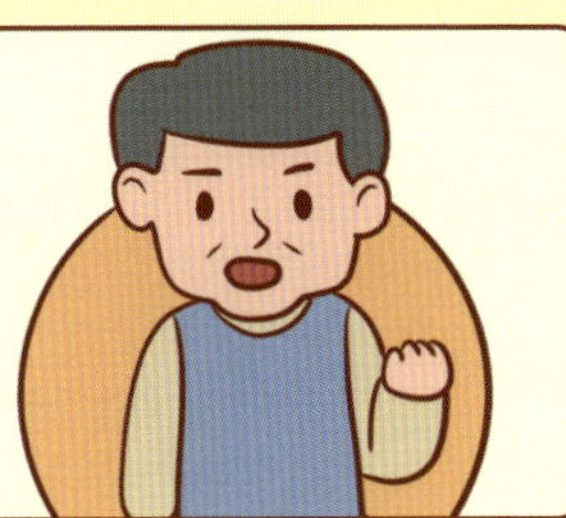

慢性阻塞性肺疾病的治疗药物

吸入药

口服药

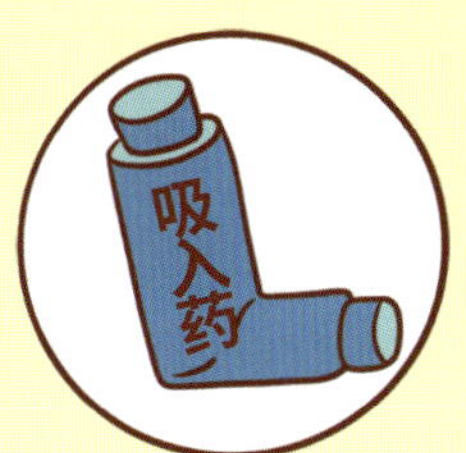

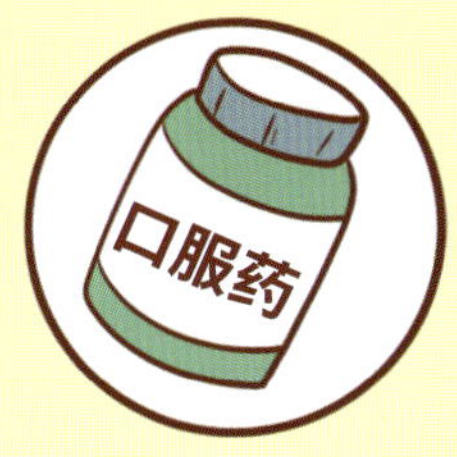

注意：与口服药相比，吸入药直接进入气道和肺部，起效快、疗效持续时间长、全身不良反应小。

康复要坚持

感谢悦康兔的康复指导
以及我老伴儿的陪伴。

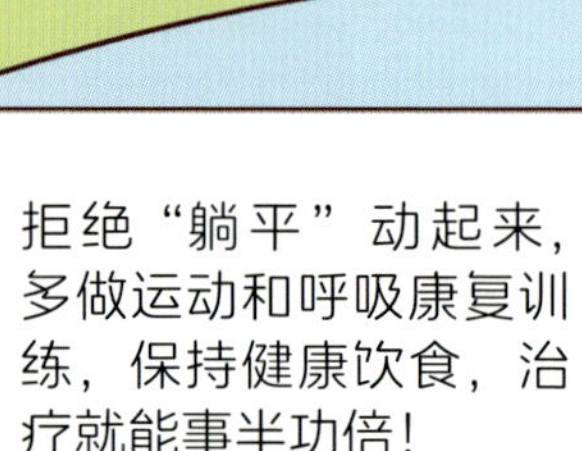

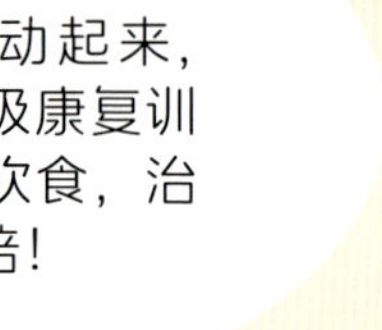

拒绝“躺平”动起来，
多做运动和呼吸康复训
练，保持健康饮食，治
疗就能事半功倍！

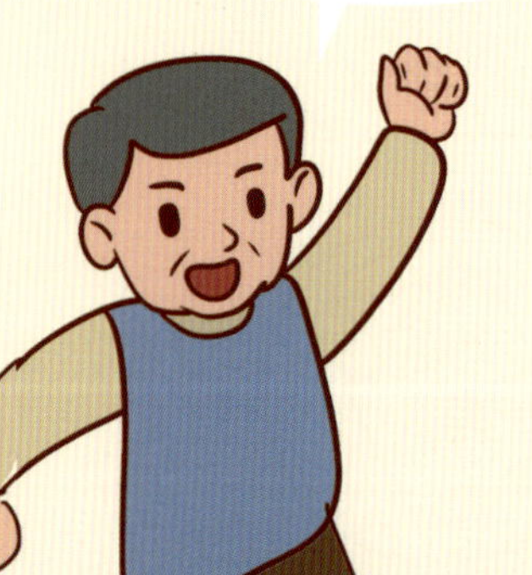

1. 动起来。

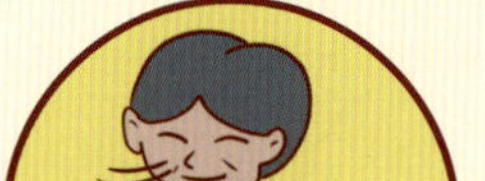

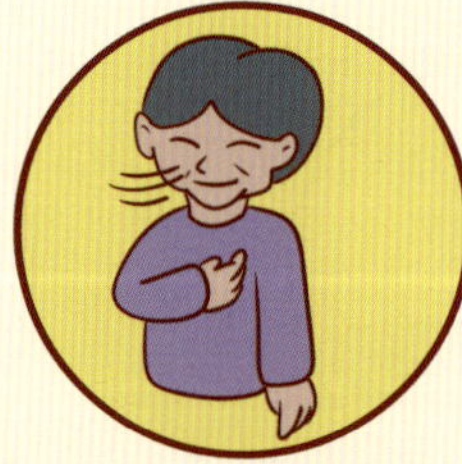

2. 练呼吸。

3. 补营养。

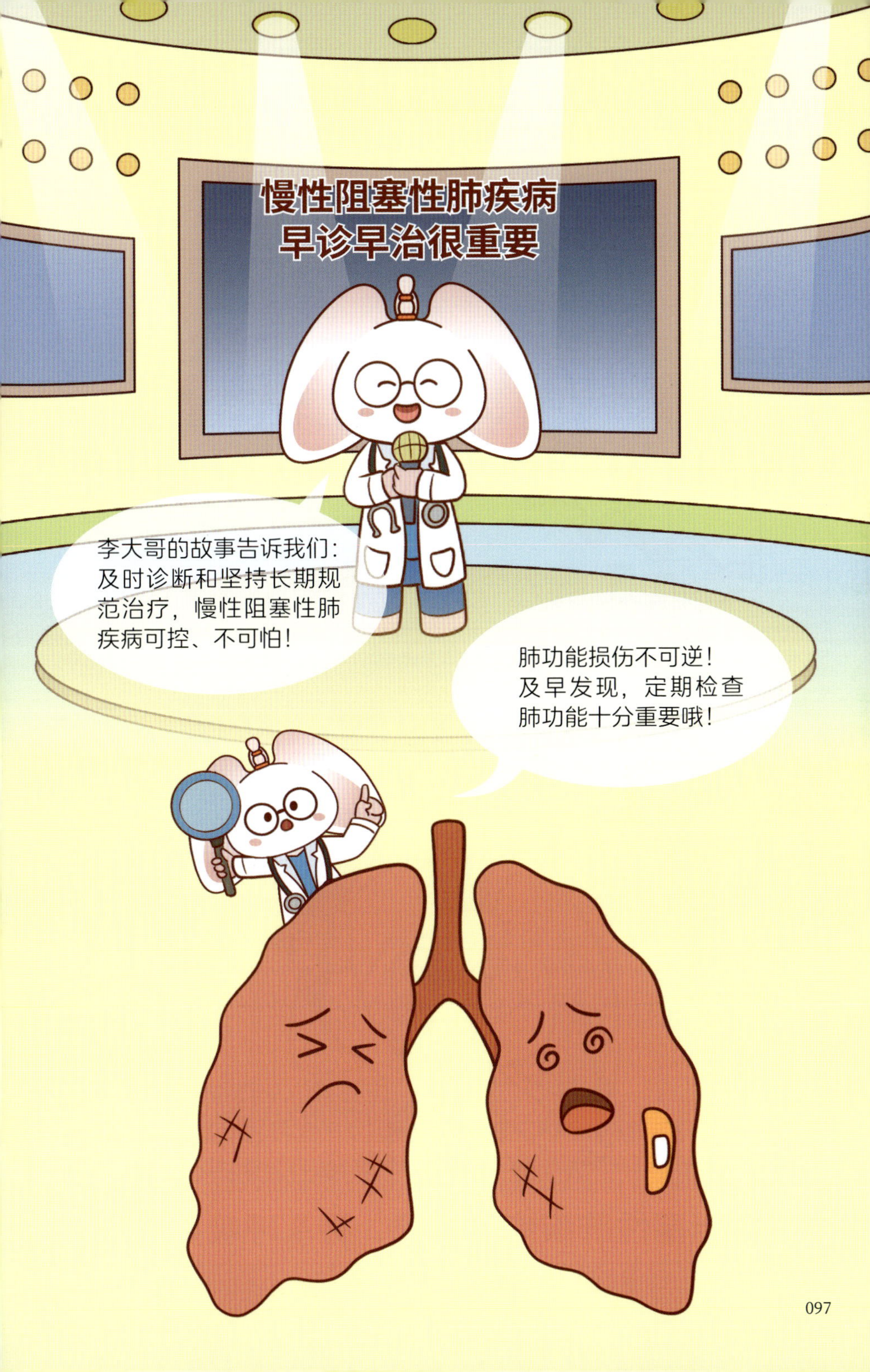
慢性阻塞性肺疾病
早诊早治很重要
李大哥的故事告诉我们：及时诊断和坚持长期规范治疗，慢性阻塞性肺疾病可控、不可怕！
肺功能损伤不可逆！及早发现，定期检查肺功能十分重要哦！

慢性阻塞性肺疾病早诊早治知识点

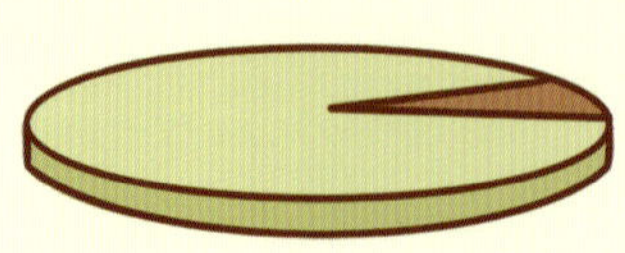

1. 易忽视

92.7% 的患者为轻中度，症状容易被忽视。

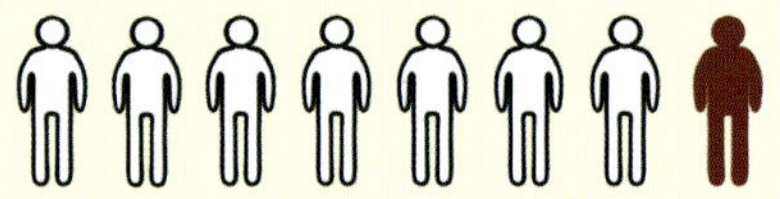

2. 患病率高

我国 40 岁以上人群中，每 8 个人中就约有 1 个人患有慢性阻塞性肺疾病。

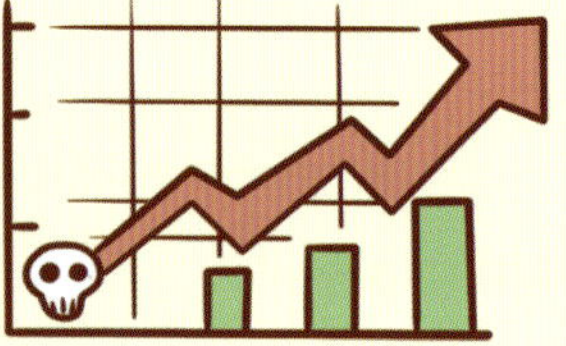

3. 致死率高

慢性阻塞性肺疾病已成为中国第三大致死病因。

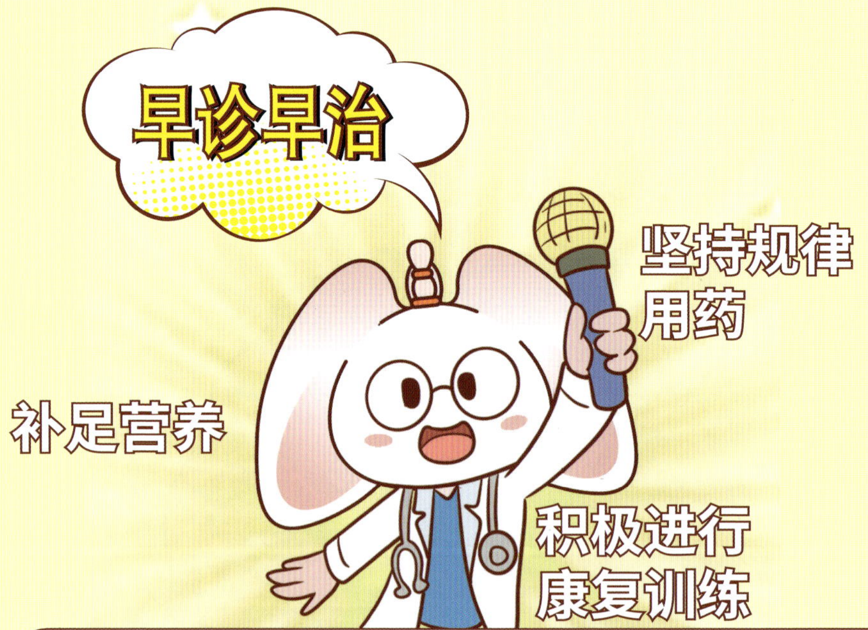

慢性阻塞性肺疾病莫轻视，畅享呼吸更健康！

结语

亲爱的读者朋友们，感谢你陪我们共同走过了这一段慢性阻塞性肺疾病知识的科普之旅。

“疾病无情，人有情”，慢性阻塞性肺疾病不仅是一场身体上的战役，更是一场心灵的考验，患者常因长期病痛而感到焦虑、抑郁，因而患者家属的理解和支持以及社会的帮助，都是他们不可或缺的精神支柱。国家卫生健康部门已将慢性阻塞性肺疾病纳入基本公共卫生服务项目，这一政策使医疗卫生机构能够为公众提供规范的疾病管理服务，让患者可以通过基层医疗卫生机构获得系统的预防、诊断和治疗指导。

慢性阻塞性肺疾病的防治工作任重而道远。面对这一挑战，我们每个人都有责任和义务参与其中。在此，我们呼吁广大群众、呼吁社会各界，共同关注慢性阻塞性肺疾病，提高对这一疾病的认知，践行健康生活方式，主动关注自身健康，降低慢性阻塞性肺疾病的风险，共筑全民呼吸健康新防线，共同守护人类呼吸健康，为实现“健康中国 2030”加油！

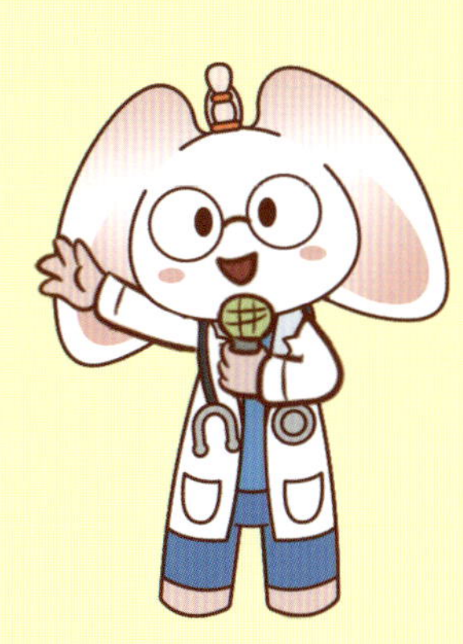

慢性阻塞性肺疾病莫轻视，
畅享呼吸更健康！

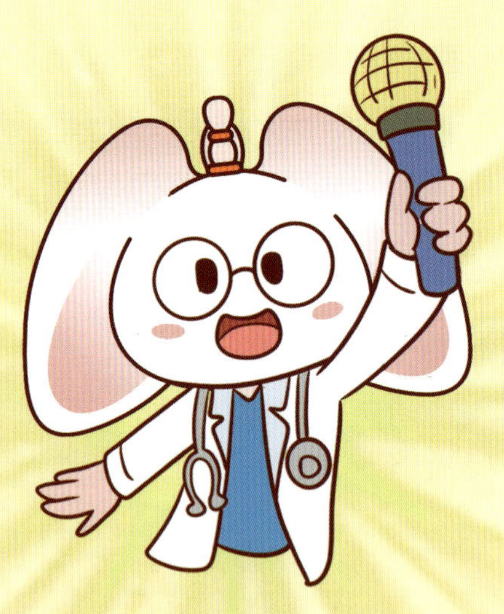